Biopoder, totalitarismo y la clínica del sufrimiento

CIP-BRASIL. CATALOGAÇÃO NA PUBLICAÇÃO
SINDICATO NACIONAL DOS EDITORES DE LIVROS, RJ

M923b

Müller-Granzotto, Marcos José,
 Biopoder, totalitarismo y la clínica del sufrimiento / Marcos José Müller-Granzotto e Rosane Lorena Müller-Granzotto ; [traducción Waldo Humberto Mancilla Bahamonde]. – 1. ed. – São Paulo : Summus, 2013.

 Traducción: Psicose e sofrimento
 Inclui bibliografia
 ISBN 978-85-323-0916-7

 1. Psicologia. 2. Psicologia fenomenológica. I. Müller-Granzotto, Rosane Lorena. II. Título.

13-01638   CDD: 158.3
                                        CDU: 159.923

www.summus.com.br

EDITORA AFILIADA

Compre em lugar de fotocopiar.
Cada real que você dá por um livro recompensa seus autores
e os convida a produzir mais sobre o tema;
incentiva seus editores a encomendar, traduzir e publicar
outras obras sobre o assunto;
e paga aos livreiros por estocar e levar até você livros
para a sua informação e o seu entretenimento.
Cada real que você dá pela fotocópia não autorizada de um livro financia o crime
e ajuda a matar a produção intelectual de seu país.

Biopoder, totalitarismo y la clínica del sufrimiento

MARCOS JOSÉ MÜLLER-GRANZOTTO
ROSANE LORENA MÜLLER-GRANZOTTO

summus
editorial

BIOPODER, TOTALITARISMO Y LA CLÍNICA DEL SUFRIMIENTO
Copyright © 2013 by Marcos José Müller-Granzotto
e Rosane Lorena Müller-Granzotto
Direitos desta edição reservados por Summus Editorial

Editora executiva: **Soraia Bini Cury**
Editora assistente: **Salete Del Guerra**
Tradução: **Waldo Humberto Mancilla Bahamonde**
Revisão: **Isabel Serrano**
Obra da capa: **Meg Tomio Roussenq**
Capa: **Denise Granzotto**
Projeto gráfico e diagramação: **Crayon Editorial**
Impressão: **Sumago Gráfica Editorial**

Este libro contiene capítulos extraídos de la obra *Psicose e sofrimento*, publicada originalmente en portugués por Summus Editorial en el año de 2012.

Summus Editorial
Departamento editorial
Rua Itapicuru, 613 – 7º andar
05006-000 – São Paulo – SP
Fone: (11) 3872-3322
Fax: (11) 3872-7476
http://www.summus.com.br
e-mail: summus@summus.com.br

Atendimento ao consumidor
Summus Editorial
Fone: (11) 3865-9890

Vendas por atacado
Fone: (11) 3873-8638
Fax: (11) 3873-7085
e-mail: vendas@summus.com.br

Impresso no Brasil

Sumario

INTRODUCCIÓN GENERAL 7
Malogro de la función personalidad 11
El sufrimiento. 16
Pedido de socorro como ajuste creativo 18

I PARTE ▪ BIOPODER, TOTALITARISMO Y SUFRIMIENTO:
UNA LECTURA GESTÁLTICA

1 SUFRIMIENTO COMO CARENCIA DE LA FUNCIÓN PERSONALIDAD 27
Otro social como función de campo: la función personalidad 27
El fracaso social de la función personalidad según
la literatura de base de la Terapia Gestalt 31
Hipótesis sobre la "causa" de eventuales falencias de la función personalidad 32

2 LA FALENCIA ANTROPOLÓGICA DEL OTRO SOCIAL 39
Ética, política y antropología 39
La falencia antropológica del otro social. 41

3 EL BIOPODER Y LA FALENCIA POLÍTICA DEL OTRO SOCIAL –
UNA MIRADA FOUCAULTIANA 47
Introducción. 47
Más allá de los dispositivos de sometimiento 49
El esteticismo como estrategia de resistencia e innovación política 53
Los riesgos del esteticismo foucaultiano 61

4 EL TOTALITARISMO Y LA INSUFICIENCIA ÉTICA DEL OTRO SOCIAL:
UNA LECTURA A PARTIR DE GIORGIO AGAMBEN 65
Introducción. 65
Más allá de Foucault 66

Poder totalitario y vida desnuda 70

5 SUJETO DEL SUFRIMIENTO: LO OTRO 77
Acogida ética y gratuidad. 77
Cinismo como forma de supervivencia frente a la excepción soberana 81
Vida desnuda como lo otro: una lectura merleau-pontyana. 87
    Escisión del yo en la experiencia con lo otro 88
    La experiencia de lo otro como descentramiento 95
    Pasividad ante lo extraño. 98
Lo Otro como pedido de inclusión social. 100

II PARTE ■ AJUSTES DE INCLUSIÓN
Pedido de inclusión como ajuste. 104
Modos clínicos de los ajustes de inclusión 106

6 INCLUSIÓN ANTROPOLÓGICA. 109
Modos clínicos del sufrimiento antropológico 109
Sufrimiento e inclusión en situaciones de emergencia y desastre. 111
Sufrimiento e inclusión en situaciones de luto y enfermedad somática 117

7 INCLUSIÓN POLÍTICA 125
Ajustes de inclusión en las situaciones de sufrimiento político 125
El sufrimiento y el ajuste de inclusión en las situaciones de crisis reactiva. 129
El sufrimiento y el ajuste de inclusión en los conflictos sociales
    (político-económicos). 134

8 INCLUSIÓN ÉTICA 143
Ajustes de inclusión en las situaciones de sufrimiento ético 143
El sufrimiento y el ajuste de inclusión en las situaciones de violencia racial
    y de género. 146
Sufrimiento y ajuste de inclusión en las situaciones de brote psicótico 153
El sufrimiento y el ajuste de inclusión en las situaciones de cárcel. 161

NOTAS 173
REFERENCIAS BIBLIOGRÁFICAS 179

Introducción general

FUERON LOS PROPIOS PSICÓLOGOS brasileños, en su absoluta mayoría dedicados a la práctica clínica, aquellos en sospechar del lugar ético, político y antropológico de esta praxis conocida como "clínica". Inspirada en el modelo biomédico, esta praxis se reveló, a lo largo de las décadas, una modalidad de atención psicológica restringida a las clases sociales más adineradas, relativamente distante de las reflexiones críticas respecto a una posible génesis política de diferentes formas de sufrimiento. El cuestionamiento de los profesionales se dirigía no solo a las dificultades de acceso de la población a los servicios de psicología clínica, sino a la complicidad de los discursos clínicos en relación a las ideologías dominantes, como si los consultorios fuesen pequeños difusores de las formas de vida inventadas por las clases dominantes.

Una de las principales consecuencias de las críticas que los psicólogos clínicos se hicieron a sí mismos, fue el entendimiento de que necesitarían adaptar sus metodologías a las políticas públicas de universalización del acceso a los servicios de salud. Se trataba de buscar formas de entender y hacer que tuviesen lugar y aplicabilidad junto a los programas desarrollados, por ejemplo, por el Sistema Único de Salud (SUS) y por el Sistema Único de Asistencia Social (SUAS) brasileños. En cuanto modalidad terapéutica, la clínica psicológica debería alinearse a las directrices generales promulgadas por los agentes públicos. O, incluso, las prácticas psicológicas deberían alinearse a los saberes inter y multidisciplinarios, contribuyendo a la producción de proyectos terapéuticos singulares, que envolviesen no solo al sujeto del sufrimiento, sino a su comunidad, de tal manera de favorecer el protagonismo de los sujetos tratados. Y muchos fueron los avances de la psicología clínica en el sentido de ampliar los lugares de actuación del profesional, antes restringido a las relaciones de confidencialidad en régimen cerrado en las salas de atención. El psicólogo clínico ahora descubrió la fuerza del trabajo en grupo, la importancia de conocer la familia y la comunidad donde viven los sujetos acompañados... Pero, ¿para qué?

El problema se reveló mucho más complejo de que simplemente exigir del profesional que él se envolviese en la elaboración, aplicación y acompañamiento de políticas públicas de salud y asistencia social. O, incluso, el problema se reveló más complejo que exigir del psicólogo clínico que este se hiciese un militante político de causas colectivas. La cuestión tenía aires de filosofía política, pues implicaba una pregunta sobre la propia manera de que el profesional leyera los síntomas a los cuales tenía que tratar. Si los síntomas son, más que disfunciones anatomofisiológicas, indicios de una vulnerabilidad también ética, social y antropológica, ¿Cuál es la meta o el objetivo de una intervención psicológica? Al final, ¿no serían las prácticas psicológicas formas de readaptar a los sujetos a las metas económicas, sociales y políticas de las ideologías dominantes? Por consiguiente, ¿en qué las intervenciones psicológicas se diferenciarían de los programas de incentivo a la producción y al consumo, difundidos por los medios de comunicación virtual?

La situación es más o menos la siguiente: sea en los consultorios particulares, en los ambulatorios o en las unidades de salud, los profesionales psicólogos deberían estar aptos para lidiar con una vulnerabilidad momentánea, como si tuviesen el poder de hacer que el sujeto atendido vuelva a producir y consumir; siendo que, paradojalmente, el propio profesional comprende que fueron las demandas de producción y consumo los que acabaron por enfermar al sujeto. De tal manera que a los profesionales les nacía la siguiente pregunta: ¿Cómo acoger a las víctimas del capitalismo consumista sin comprometerse con las estrategias de reconducción de dichos sujetos a las leyes del mercado consumidor? ¿Puede el psicólogo, así como los demás profesionales del área de la salud y de la asistencia social, inclusive los que militan a favor de la salud colectiva, ayudar a los sujetos en situación de vulnerabilidad a construir alternativas de vida frente a las demandas sociales de alienación en el mercado de consumo?

La respuesta a esas preguntas implica, entre otras medidas, una ampliación en la comprensión sobre el lugar de la clínica junto a los innúmeros dispositivos de incentivo a la obediencia y alienación en los ideales del productivismo (como forma de enriquecimiento), e incentivo al consumismo (como forma de satisfacción). Más que esto, sería necesario, por un lado, delimitar de que manera, en las quejas, conflictos o demandas de ayuda los consultantes esbozan efectos de los dispositivos de control de las formas de vida de las personas. Por otro, sería necesario comprender el sentido ético, político y antropológico de las teorías y metodologías utilizadas por los profesionales.

Y es en este sentido que, antes incluso de que Michael Foucault (1963) escribiera sus memorables análisis sobre el nacimiento de la medicina social y la función policiaca de la psicología clínica que, en el inicio de la década de 1950 en Estados Unidos de América, el crítico social Paul Goodman, el psicoanalista Fritz Perls y su esposa, la psicóloga de la Gestalt Laura Perls, capitanearan un movimiento de redescripción de la clínica psicoanalítica, como si las relaciones transferenciales vividas en régimen clínico significasen mucho más que la repetición de un inconsciente de pulsiones insondables. De la misma forma, es como si ellas significasen mucho más que un inconsciente entendido como "sujeto" o agente de deseo. Las relaciones transferenciales también comprendían las demandas formuladas por los "representantes sociales" de un poder institucionalizado de diferentes maneras, en el lenguaje cotidiano, en los contenidos programáticos enseñados en las escuelas, en la prensa publicitaria, en los programas gubernamentales. Tales demandas, en última instancia, denunciarían la condición de sujeción de las personas a las medidas proteccionistas ofrecidas por los estados de derecho en nombre de las amenazas sufridas por cada cual, bien como denunciarían la condición de sujeción de cada cual a los ideales de bienestar promulgados por el productivismo consumista.

Y es en este sentido que, paralelamente a una clínica entendida como acogida ética al inconsciente, o movilización política en pro de la producción de nuevos deseos, los autores más arriba mencionados, comprendieron la necesidad de incluir, como una de las dimensiones del trabajo clínico, la acogida al sufrimiento consecuencia de la sumisión de las personas a los intereses del poder arbitrario. Para estos autores, el sufrimiento, en estos casos, consistiría fundamentalmente en la sumisión de los cuerpos actuantes a las disciplinas formuladas por el poder autoritario. Los cuerpos se verían obligados a renunciar de sus propias representaciones históricamente construidas a favor de los modos de vida promulgados por los dominadores. Y más grave que los posibles efectos de esa dominación sobre el inconsciente o sobre la actividad deseadora, era la propia vida social de los cuerpos que quedaba comprometida, como si cualquier comportamiento que no siguiese el padrón determinado fuese una amenaza, debiendo ser restringido, punido o excluido.

Pues bien, ¿pero que son esas representaciones históricamente construidas? ¿En qué sentido ellas pueden ser dominadas, castigadas o excluidas? ¿Qué se entiende por sufrimiento en estos casos? He ahí el momento en que Goodman, Fritz y Laura Perls propondrán una visión de la experiencia, inclusive la clínica, como un evento de campo, el cual envuelve, además del inconsciente pulsional (función *ello*), del horizonte de deseos (sujeto de actos), la realidad presente, entendida como "función personalidad". Esta consiste en el conjunto de representaciones sociales sustentadas por nuestros interlocutores, sean ellos personas, objetos, instituciones o artes, y junto a las cuales experimentamos una identidad por la cual sentimos placer o desplacer. Se trata, en este sentido, de nuestras diferentes identidades sociales, las cuales constituyen nuestra realidad civil, jurídica, religiosa, profesional, sexual e, inclusive, anatomofisiológica, si comprendemos que es a partir del cuerpo del semejante que reconocemos el nuestro. Personalidad no quiere decir algo esencial, un atributo o característica fundamental que me distinguiría de todo y de todos. Al contrario, la función personalidad designa mi participación en un social, en un social disponible y heredado, junto al cual me experimento como identidad. Podríamos decir que la función personalidad es la manera como adquiero identidad, valor y responsabilidad a partir del otro. Se trata, en verdad, de la manera como el otro me ve y me constituye como su prójimo, socio, compañero, en fin, humano.

MALOGRO DE LA FUNCIÓN PERSONALIDAD

Para Paul Goodman y el matrimonio Perls, personas pueden perder la función personalidad, ellas pueden ser víctimas de una privación de realidad, como si no pudiesen disponer más de las representaciones sociales que les aseguraban pertenencia a determinado grupo o identidad. Es el caso de las experiencias envolviendo emergencias y desastres, enfermedad somática y luto, pero también de las experiencias en que vivimos conflicto socioeconómico, o discriminaciones de todo orden, para citar algunos ejemplos. PHG (1951, p. 263) denominan tales situaciones de cuadros de pérdida de la espontaneidad social o, simplemente, *misery*, término para el cual, conforme ya observamos, defendemos la traducción como "sufrimiento", en lugar de "aflicción", como fue adoptado por la traducción brasileña. Se trata, en otros términos, de la vulnerabilidad de la función personalidad, vulnerabilidad esta que puede al mismo tiempo ser el punto de activación de ajustes creativos – que no son más que discretos pedidos de socorro, a los cuales denominamos de ajustes de inclusión.

Son muchas las razones por las cuales en una relación de campo la función personalidad puede malograrse. Podemos clasificarlas en al menos tres grandes grupos de causas o motivos, que son: los antropológicos, los políticos y los éticos. O sea, por motivos antropológicos (como un accidente natural), políticos (como un conflicto de intereses) o éticos (como la arbitrariedad de un tirano gobernando en régimen de excepción), podemos perder las representaciones ante las cuales usufructuábamos de una identidad reconocida públicamente. Y, aun que en todos estos casos vengamos a tener el mismo sentimiento de aflicción descrito por PHG, se trata de pérdidas distintas, que intentaremos describir ahora brevemente.

Los motivos antropológicos que pueden determinar la falencia de las representaciones que constituyen nuestra vivencia de la función personalidad dicen relación a los procesos de degeneración y a los accidentes implícitos en la praxis y a los objetos que componen nuestra unidad histórica. Se trata de las contingencias que acompañan la propia construcción y desarrollo de representaciones sociales. Es claro que siempre podemos responsabilizar a algún agente político por la ocurrencia de los accidentes naturales. Por ejemplo, el desmoronamiento de residencias en las laderas de cerros puede ser atribuido no solo a las fuertes lluvias, sino también a la política habitacional de determinada comunidad. Aun así, la consumación del hecho –que generó la destrucción de las representaciones sociales producidas por esa comunidad (por ejemplo, las casas de las personas)– envuelven un factor extemporáneo a las decisiones políticas. De donde se colige que los motivos antropológicos, aunque raramente exclusivos, son posibilidades implícitas a las propias representaciones sociales. Y entre esas posibilidades –las cuales consideramos causas antropológicas de la destrucción de las representaciones que constituyen la identidad social de un sujeto o comunidad– debemos incluir, además de las emergencias y de los desastres, muchos otros cuadros, como la enfermedad somática y el luto.

Ya los motivos políticos dicen relación a la presencia ostensiva de un deseo dominante, que no solo se impone a los deseos de los dominados como también exige de estos la alienación de las representaciones sociales de que dispongan a favor del ideal de vida o proyecto político dominador. En la forma de una serie de estrategias de control y seducción (dispositivos de vigilancia y de saber, conforme a Foucault, 1979), el otro social dominador (que no es más que la propia estructura de producción de riqueza con base en el consumo) se apropia de las representaciones sociales de los sujetos dominados (especialmente de las propiedades, de los cuerpos y del tiempo), ofreciéndoles una participación en el deseo dominante (como si el empleo, el salario y la posibilidad del consumo asegurasen la satisfacción de una falta, la cual, sin embargo, fue introducida por el propio otro dominador). El sujeto dominado, abducido por la promesa de que la participación en la sociedad de consumo le asegurará una identidad aún más placentera que aquella que él ya tiene, renuncia de sus representaciones (étnicas, geográficas, como su tierra, su casa) para entonces buscar lo que ahora ya no es una representación, sino el deseo del otro dominador, o sea, el poder de compra, de consumo, en fin, la felicidad. Asume un lugar en la "cadena productiva de deseo en el otro", que se configura en el lugar del empleado, del asalariado, que ya no es dueño de su propia tierra, ni siquiera de su tiempo. Y –diferentemente de antes– no puede más quedarse con el fruto de su actividad (ahora denominada trabajo), pues tal fruto pertenece al otro dominador. Él solo se puede apropiar de un derecho, que es el salario – el cual, sin embargo, no compra lo que fue producido a cambio de ese trabajo. Es justamente en este lugar, en que el dominado podría notar el engaño al que fue conducido cuando cambió sus representaciones por las promesas del deseo dominador, tal deseo vuelve a la carga ofreciendo un poder de consumo que puede ser comprado y amortizado en el tiempo: la deuda. Y lo que el sujeto dominado no nota es que, de esta forma, él termina por alienar, más allá de sus representaciones, el propio deseo – aquí definido como el tiempo futuro. El sujeto dominado queda totalmente preso al proyecto del otro dominador, desprovisto de representaciones que le sean propias (pues todas están hipotecadas al otro), inclusive de deseos propios (pues necesita pagar las deudas o, lo que es la misma cosa, debe trabajar por el deseo del otro). Y es ahí que surge un sufrimiento político, resultante de esa expropiación de las representaciones y deseos a favor del otro dominador. Encontramos tal sufrimiento en casi todos los lugares en que haya trabajo asalariado, sumisión a la lógica del consumo, o deuda y cobranza abusiva de intereses. Al final, en tales lugares, las personas no son más las titulares de las representaciones con las cuales operan. Estas pertenecen al otro dominador. Con excepción del salario, que incluso siendo excepción, no se puede encontrar alguien que se reconozca valorizado por medio de él.

Los motivos éticos de la destrucción de las representaciones sociales son más severos. Ellos se refieren a la exclusión social de los cuerpos de actos, que así quedan totalmente desprovistos de la posibilidad de conquistar representaciones sociales y disfrutar de ellas. Y la exclusión aquí debe ser entendida en su clave mayor. Se trata por ejemplo, de las experiencias deshumanas vividas en condiciones a las cuales denominamos de estados de excepción. Al mismo tiempo que no tenemos derecho de participar de un estado de derecho, o, al mismo tiempo que no podemos reclamar de un sistema de justicia política a la observancia de nuestras prerrogativas sobre ese sistema, somos por él vigilados y castigados, sin posibilidad de defensa o protección. Es como si fuésemos controlados por un soberano que, para poder castigarnos, se yergue en el derecho de no cumplir las reglas según las cuales nos condenó al castigo, como si estuviese por encima o a salvo de la

BIOPODER, TOTALITARISMO Y LA CLÍNICA DEL SUFRIMIENTO

propia ley que nos aplica. Este es el caso de los sujetos infractores diagnosticados como enfermos mentales y a los que fueron aplicadas medidas de seguridad que los obligan a permanecer confinados en hospitales de custodia y de tratamiento psiquiátrico. No obstante la Constitución brasileña impida que personas condenadas por la justicia en nuestro país cumplan penas superiores a 30 años –dado que los enfermos mentales son considerados sujetos inimputables, incluyendo los infractores, a los cuales la justicia solamente puede aplicar medidas de seguridad, por cuanto ellas son decididas por juntas médicas sin que el enfermo tenga derecho de cuestionarlas, y casi siempre renovadas indefinidamente–, muchos enfermos mentales condenados por actos ilícitos permanecen confinados en los hospitales de custodia cumpliendo medidas de seguridad por casi toda la vida. En la práctica, es como si ellos hubiesen sido condenados a prisión perpetua sin ni siquiera tener oportunidad de cuestionar el veredicto. Podemos, además, encontrar situaciones semejantes en presidios privados y públicos, donde muchos condenados son privados de asistencia jurídica, permaneciendo trancados y sujetos al poder paralelo de las facciones criminosas, inclusive cuando sus penas ya expiraron.

En ambos casos, los sujetos condenados son excluidos del estado de derecho, sino obligados a cumplir las condenaciones determinadas por ese mismo estado. Situación que se repite, con mucha frecuencia, en el secreto de los domicilios, donde especialmente las mujeres son víctimas de las decisiones arbitrarias y de la violencia gratuita patrocinada por varios tiranos, los cuales, además de eso, practican contra las mujeres una violencia al cuadrado, que consiste en amenazarlas caso los denuncien. Y aquí también debemos recordarnos de las víctimas de la violencia racial y homofóbica, de los forajidos en los campos de refugiados o en los cinturones de pobreza. Todos ellos son excluidos de las relaciones políticas, despojados de sus prerrogativas, reducidos a la condición de vida desnuda (según la terminología de Giorgio

Agamben, 1995); lo que además los sujeta a las arbitrariedades de las múltiples versiones del poder soberano gobernando en estado de excepción.

EL SUFRIMIENTO

PARA UN SUJETO DE actos, la principal consecuencia del malogro de las representaciones sociales a las cuales estaba identificado es la configuración de un cuadro al que PHG denominaron de "*misery*" – y al cual llamamos de "sufrimiento" (ético, político y antropológico).

El sufrimiento aquí no se confunde con el dolor. Este siempre puede ser relacionado a una causa anatomofisiológica presente y más o menos precisa. El sufrimiento, a su vez, es el efecto de una representación (que puede inclusive ser anatomofisiológica), pero que ahora está ausente, por cuanto la perdemos o de ella fuimos separados como consecuencia de un conflicto o exclusión. En los textos de base de la Terapia Gestalt no encontramos una reflexión desarrollada acerca de lo que es el sufrimiento como modalidad clínica. Encontramos, sí, muchas reflexiones, especialmente de Paul Goodman (2011), sobre los efectos de las pedagogías sociales patrocinadas por los Estados modernos, las cuales, por privilegiar una forma dogmática de producir y enseñar conocimiento, restringen las posibilidades de identificación –y, en consecuencia, de desarrollo de la función personalidad– las experiencias morales y a los sentimientos correlatos (como la obediencia, el respeto y sus polaridades, que son la transgresión y la rebeldía). Para Paul Goodman (2011, p. 200), es fundamental que nosotros podamos reinventar nuestros modos de producir, transmitir y disfrutar conocimientos, discursos, en fin, lenguajes. De todos modos, inclusive en el caso de las representaciones morales, perderlas puede significar la ruina de la identidad social que con mucho costo alguien construyó. Y la vivencia de esta ruina es extremadamente aflictiva, pues todo pasa como si la persona hubiese perdido la "piel social" con la cual se comunicaba, se protegía, se ampliaba. El sufrimiento –y correlativo afecto de aflicción– siempre está asociado a la vivencia de una pérdida, conflicto o exclusión. Pero el sufrimiento no es la representación perdida, en conflicto o en función de la cual fuimos excluidos. Sufrimiento es el saldo de la pérdida, del conflicto y de la exclusión, precisamente, la ausencia de una imagen social por la cual nos sentiríamos incluidos, aceptados, funcionales y respetados. En las situaciones de emergencia, por ejemplo, el sufrimiento está relacionado a la impotencia frente a las amenazas. Los riesgos de un accidente inminente obligan a las autoridades civiles a desalojar las personas que habitan el perímetro amenazado. La posibilidad de que un volcán entre en erupción, el riesgo de un tsunami después de un fenómeno sísmico en regiones litorales, entre otras situaciones, provocan el traslado provisorio de familias, las cuales, así, se ven separadas de las referencias que constituían su identidad nuclear. Y, además del malestar de estar viviendo en instalaciones improvisadas, está el sufrimiento –vivido como miedo, vergüenza, indignación e impotencia– por la amenaza que se cierne sobre las representaciones ante las cuales se sienten literalmente "en casa". Más dramática aún es la experiencia de quien quedo desamparado como consecuencia de la concreción de un accidente, pues las representaciones familiares fueron efectivamente sacudidas, destruidas, golpeadas. La desesperanza, la pérdida, la integral falta de tino son aquí expresiones mayores de sufrimiento, que se impone como una condición inalienable. El luto –que se sigue a la pérdida y a la desesperanza– es otra forma de configuración del sufrimiento. Él se relaciona no solo a la ausencia de las representaciones, sino también a la imposibilidad de alcanzar una comprensión sobre el futuro, sobre cuales representaciones podrían sustituir o recuperar aquellas que fueron perdidas. En las situaciones de conflicto político, el sufrimiento no es la representación que perdemos en favor del banco, del usurero, del especulador. Tampoco es el trabajo futuro, que ahora pertenece a la deuda… El sufrimiento corresponde a la sensación de falta de alternativa, como si fuésemos atacados por un vacío, por una incapacidad de reaccionar, pues todo lo que antes nos inspiraba ahora pertenece a lo otro, especialmente nuestra expectativa. En las situaciones de exclusión, de aniquilación de nuestras representaciones por motivos éticos, el sufrimiento no es la acción injusta del soberano, o la violencia generalizada que nos persigue. Se trata antes de la propia exposición, de la fragilidad de nuestra posición, que nos quita inclusive la posibilidad de formular cual sería nuestra necesidad, la ayuda que verdaderamente necesitamos. Lo que nos lleva a decir que, en su forma genuina, sufrimiento es la expresión sin objeto, sin meta, sin origen, pues el sufridor no sabe lo que necesita, mucho menos como operar ante el otro, una vez que está despojado de referencias.

PEDIDO DE SOCORRO COMO AJUSTE CREATIVO

LA PÉRDIDA Y LA desorientación que observamos en los estados de sufrimiento no significan que los sujetos de estas manifestaciones estén en una condición absolutamente pasiva. En verdad, las manifestaciones aflictivas, desesperadas y desorganizadas de estos sujetos caracterizan creaciones muy especiales, una vez que establecidas con el mínimo de realidad de la cual pueden disponer. Se trata de genuinos pedidos de ayuda, los cuales no son formulados semánticamente, como un objeto que nosotros o ellos mismos podemos comprender de modo claro. Los pedidos son antes aberturas para que nosotros mismos podamos participar de sus vidas, son gestos de trascendencia en nuestra dirección y por cuyo medio somos invitados a ejercer, junto con ellos y en su favor, la humanidad que en aquel momento no logran alcanzar. Denominamos esos pedidos de ajustes de inclusión: son pedidos gestuales, no investidos de sentido o meta, por los cuales los sufridores delegan

BIOPODER, TOTALITARISMO Y LA CLÍNICA DEL SUFRIMIENTO

al medio que los circunda, especialmente a los cuidadores que de ellos se ocupan, la condición de un cuerpo auxiliar, de un semejante solidario, frente a quien no tiene otra alternativa sino confiar. Y por medio de este gesto, por medio de este pedido, los sufridores fundan la solidaridad humana. Los ajustes de inclusión tienen las más variadas formas. En las situaciones de desespero pueden emerger gritos, llantos convulsivos, parálisis. En las situaciones de pérdida, ellos pueden aparecer con atontamiento, desfallecimiento emocional, expresión de desesperanza o desánimo. Cuando lo que está en cuestión es un conflicto político, el ajuste de inclusión puede revelarse como una depresión, un rechazo del cuerpo para continuar sirviendo al otro. O, incluso puede surgir como pánico, fobia, exageración de una neurosis, la cual, en ese momento, viene a denunciar que un cuerpo llegó al límite del agotamiento. Y entre las formas más radicales de los ajustes de inclusión encontramos el brote, que es la expresión muscular de la total ausencia de referencias de realidad.

Lo más importante a observar, en todas estas manifestaciones, es que ellas son siempre dirigidas a alguien. Y no se trata de pedidos manipuladores (como si el sufridor quisiese desobligarse de una tarea que él podría perfectamente desempeñar). El sufridor, en la condición de sufrimiento, no reúne condiciones para identificar claramente lo que es eso que necesita, más o menos logra comprender que necesita de alguien, a quien inviste en el lugar de auxiliar, cuerpo solidario. El gran desafío de los clínicos, en ese momento, es asegurar un espacio y un tiempo seguros en que los pedidos de inclusión puedan ocurrir y desarrollarse, hasta encontrar una expresión semántica que les valga la ocasión de buscar, en la realidad, una nueva representación que les pueda servir. En cierta medida, los clínicos deberían poder oír y acoger los restos de representación aún activos en las expresiones desesperadas, ayudando a los sufridores a reconstruir no exactamente lo que perdieron, sino una mínima realidad de donde estos podrán formular más claramente sus necesidades e intereses. No se trata de interpretar, dar sentido, hacer por quien sufre, o cosas del género, sino de asegurar un soporte para que el sufridor pueda ampliar un protagonismo del cual él nunca desistió, sino que no ejerce solo, razón por la cual nos incluyó.

Y según esa comprensión de que la expresión del sufrimiento es un ajuste creativo, un pedido de inclusión en una realidad que es nuestra solidaridad, nosotros discriminamos diferentes contextos de actuación gestáltica en el campo del sufrimiento ético, político y antropológico. Se trata de las diferentes modalidades de intervención que hace muchos años desarrollamos con el equipo de profesionales del Instituto Müller-Granzotto de Psicología Clínica Gestáltica. Son ellas: la clínica de las emergencias y desastres, la clínica del luto y de la enfermedad somática (que es especialmente desarrollada en contextos hospitalarios), la clínica de las organizaciones y del trabajo, la clínica del sufrimiento ético, que envuelve el acompañamiento terapéutico (AT) y las prácticas de cuidado a las personas víctimas de violencia racial, de género, presidiarios y sujetos psicóticos en brote.

I PARTE

BIOPODER, TOTALITARISMO Y SUFRIMIENTO: UNA LECTURA GESTÁLTICA

La experiencia del contacto envuelve, en tesis, y de acuerdo a lo que podemos leer en la obra *Terapia Gestalt* (PHG, 1951, p. 14), tres elementos principales: la preocupación actual (que incluye nuestras necesidades fisiológicas y las demandas por inteligencia social formuladas en el lenguaje), las excitaciones (que, una vez demandadas, retornan de un fondo impersonal de hábitos asimilados) y las soluciones venideras (que no son más que nuestros deseos formulados con base en la expectativa de nuestros semejantes). Y es en la forma de acción creadora como esos tres elementos son enredados en un solo fenómeno de campo: "contacto es 'el descubrimiento y la construcción' de la solución futura. Se siente interés ante un problema presente y la excitación aumenta hacia la solución futura aunque sea todavía desconocida" (PHG, 1951, p. 14). ¿Cuál es el resultado de esa experiencia? Cometeríamos un equívoco si pensásemos que la experiencia del contacto implica solo un tipo de resultado. Al final, los elementos antes mencionados descubren tres dimensiones diferentes de la experiencia de contacto. Las excitaciones que emergen según las demandas afectivas de nuestros semejantes son "asimiladas" como forma impersonal, residuo que escapa a nuestro saber, a nuestras tentativas de elaboración intelectual (*awareness* reflexiva), permaneciendo como fondo impersonal de hábitos motores y lenguajeros imposible de ser significado: pasado operativo. Los deseos son "producidos" como aquello que

BIOPODER, TOTALITARISMO Y LA CLÍNICA DEL SUFRIMIENTO

empujamos hacia el frente, cual horizonte, dominio presuntivo de lo que queremos ser o alcanzar ante las expectativas de nuestros semejantes: futuro de virtualidades.

Pero las demandas por inteligencia social, nuestra participación en el sistema de valores, pensamientos e instituciones que compartimos con los semejantes, ¿tales vivencias acarrean algún tipo de resultado? Sí. Y he ahí la base de aquello que se presenta en el campo social como función personalidad. Conforme PHG (1951, p. 252), uno de los más importantes resultados del "contacto social creativo es la formación de la personalidad: las identificaciones con el grupo y las actitudes retóricas y morales válidas".

La función personalidad no es aquí una especie de síntesis entre lo que retorna como excitación (*awareness* sensorial) y lo que surge como horizonte virtual o, simplemente, deseo (*awareness* deliberada). Ella es, sí, una tercera dimensión de nuestra existencia, en la cual, gran parte de las veces, alienamos la angustia proveniente del hecho de nunca conseguir hacerlos coincidir, en las experiencias de contacto, el pasado y el futuro o, lo que es la misma cosa, las excitaciones y los deseos. Formada según la asimilación presente de las virtualidades formuladas en el pasado (que ahora son para nosotros una especie de futuro del pretérito que nuestros actos, en la actualidad de la situación, transforman en representaciones sociales), la función personalidad es el sistema de pensamientos, valores e instituciones a las cuales recurrimos con la intención de lograr una identidad, un "ser social". Así comprendida, la función personalidad es una especie de espejo social que experimentamos en medio de los grupos que integramos, de los valores que asumimos y de los recursos lingüísticos de los que nos servimos como "réplica verbal" de nuestra vivencias de campo (PHG, 1951, p. 200). Frente a este espejo –al que también podemos denominar de otro social– nos sentimos amparados, enteros, reconocidos y, al mismo tiempo, incumbidos de responsabilidad. El amor propio, el reconocimiento de nuestro valor para nosotros mismos y para alguien es siempre una vivencia de la función personalidad, es siempre un tipo de placer/ desplacer que alcanzamos como consecuencia de nuestra participación en la vida de ese otro social en el cual nos reflejamos – y por esa razón funda para nosotros una dimensión antropológica. Además, la acogida ética a nuestras excitaciones y el espacio político para que podamos desempeñar nuestros deseos son siempre tributarios de la presencia de algunos representantes del otro social, como son los amigos, los terapeutas e, inclusive, los enemigos. Lo que nos permite concluir, con base en PHG, que es apenas en los términos de la función personalidad como la experiencia de contacto adquiere un "sentido" ético-político y antropológico, ya que, para PHG (1951, p. 200), la función personalidad es "el sistema de actitudes asumido en las relaciones interpersonales, es la asunción de lo que uno es y lo que sirve de base a partir dela cual se podría explicar el propio comportamiento si se nos pidiera una explicación así".

Pues bien, como sabemos, las experiencias de contacto pueden malograrse, o sea, una determinada producción puede no acontecer. Las excitaciones, por ejemplo, pueden no presentarse (como en el caso de los autismos y de las esquizofrenias) o, aun, irrumpir de manera desarticulada (como en el caso de las paranoias y de los comportamientos maniaco-depresivos). La inhibición sistemática de un fondo de excitaciones, a su vez, puede inviabilizar acciones creadoras en dirección a un horizonte de futuro (tal como ocurre en los comportamientos neuróticos). De la misma forma, puede ocurrir que las experiencias de contacto no resulten como función personalidad, o, en otros términos, como identificación social con un grupo, un valor o una conducta. Es entonces, en ese momento, cuando vamos a deparar en una situación hacia la cual la Terapia Gestalt brasileña y la mundial, ha volcado cada vez más su atención: el sentimiento de aflicción, consecuencia del hecho de no encontrar un lugar ético en el que podamos establecer relaciones políticas y antropológicas.

Pensemos en lo que sienten las personas víctimas de la violencia gratuita practicada en los grandes centros urbanos, o en lo que sienten aquellas excluidas de la cadena productiva sometidas a un régimen paralelo de producción en la condición de esclavos. Pensemos incluso en el sentimiento de quien fue alcanzado por una tragedia natural, o acometido por una enfermedad. O, tal vez, como no se sienten las personas excluidas de las relaciones sociales en razón de la violencia de género, de los prejuicios y conflictos ideológicos. ¿Qué pasa con quien se identificó con representaciones sociales indeseables, como la locura, la criminalidad, o el abyecto?

PHG tienen una expresión que puede ayudarnos a pensar esos sentimientos. Se trata del significante *misery*, traducido al español como "sufrimiento" y que proponemos tomar como estado de sufrimiento ético-político y antropológico. En las palabras de los autores (PHG, 1951, p. 263): "como una perturbación de la función-*self*, la neurosis se sitúa a medio camino entre la perturbación del *self* espontáneo, que es el sufrimiento y la perturbación de las funciones ello, es decir, la psicosis". Pues bien, ¿Qué es lo que pasa aquí? Ante la imposibilidad de vivir relaciones ético-políticas y antropológicas, ¿qué sucede con nosotros?, ¿que acontece con el sistema *self* en el cual estamos insertos?, ¿podemos, en esa condición, producir ajustes creadores?

Es lo que pretendemos discutir en este libro, teniendo como base nuestra trayectoria de intervención en el campo del sufrimiento ético-político y antropológico, así como los rudimentos teóricos entregados por la teoría del *self*. Apoyados en esta teoría formulada por PHG (1951), creemos que el sufrimiento (ético-político y antropológico) puede ser definido como la falencia social de las experiencias de contacto, una vez que los datos de realidad se vuelven inaccesibles al agente de contacto, o sea, a la función acto. En estas situaciones, el sistema *self* pierde su espontaneidad y la función acto acaba no encontrando una representación (del otro social) con el cual pueda identificarse, tal como ocurre en el luto, en los accidentes, en la enfermedad somática, en la crisis reactiva, en el brote psicótico y en la exclusión social. Aún así, en estas situaciones, la función acto no deja de funcionar. A pesar de la aflicción en que se encuentra, produce un ajuste creador, denominado por nosotros ajuste de inclusión.

1. Sufrimiento como carencia de la función personalidad

OTRO SOCIAL COMO FUNCIÓN DE CAMPO: LA FUNCIÓN PERSONALIDAD

PARA LA TEORÍA DEL *self*, la función personalidad "es el sistema de actitudes asumidas en las relaciones interpersonales; es la asunción de lo que somos, que sirve de base a partir de la cual podríamos explicar nuestro comportamiento, si nos pidiesen una explicación" (PHG, 1951, p. 200). E, incluso, se trata de una "especie de entramado de actitudes, con el que se comprende uno así mismo y que se pudese utilizar para cualquier tipo de comportamiento interpersonal" (PHG, 1951, p. 200). En estos términos, ella es la "réplica verbal" del sistema *self* que formamos junto a nuestro semejante. Es lo que responde a una indagación o a una auto indagación (PHG, 1951, p. 200). Desde este punto de vista, la función personalidad es "transparente", y enteramente conocida, ya que es el sistema de lo que fue reconocido (en terapia es la estructura de todos los *insights,* de todos los ¡ajá!. De aquí no se sigue admitir que el sistema *self* pueda ser transparente para sí, como bien advierten los autores, dado que la "consciencia" que cada uno puede alcanzar respecto de todo en lo que esté participando, es siempre una conquista parcial con base en el otro (semejante) en la situación concreta. (PHG, 1951, p. 201).

En su relación con las otras funciones, la función personalidad se refiere a la identidad que una función acto pueda sustentar junto a los semejantes, a la comprensión que tal función acto pueda sustentar con respecto al funcionamiento del campo. O, también, esa función concierne a la responsabilidad que una función acto pueda experimentar frente a los demás y al sistema de pensamientos y valores que venga a compartir con su comunidad. Lo que es lo mismo que decir que, para cada función acto, la función personalidad corresponde a la propia constitución del otro social como parámetro de sociabilidad. O, aún, la función personalidad es la propia presencia del otro social como mediación genérica y determinada entre dos actos distintos. Por cierto, esta es la definición más importante y con la cual nos gustaría trabajar de aquí en adelante. Así como la función *ello* tiene relación con la presencia de una generalidad –sólo que indeterminada– entre dos actos diferentes, la función personalidad (entendida como el otro social para cada función acto) también es la presencia de una generalidad, esta vez determinada, como un sistema de valores, pensamientos e instituciones. Dicho de otro modo, la función personalidad (entendida como otro social) es éste tercero compartido por una comunidad de actos. En la medida en que dichos actos encuentran en este tercero un espejo de sus propias condiciones activas, se vive una reflexión, la cual puede acontecer como un pensamiento, norma, valor, o el disfrute de un sentimiento. En otras palabras, en la medida en que encuentran al otro social, las funciones acto pasan a disponer de una consistencia imaginaria.

Esta consistencia, sin embargo, es constantemente perforada por el vacío del hábito y sobrepasada por las creaciones de la función acto. Un sistema *self* no dispone de esta consistencia imaginaria eternamente. Motivo por el cual, para servir de espejo a los actos, es apremiante que el otro social se repita a cada nuevo contexto. En otras palabras, es imperativo que las representaciones sociales (identidades personalistas, valores, pensamientos e instituciones) que forman el otro social se repitan en cada nuevo contexto, lo que aclara en qué sentido la función personalidad es también la capacidad del sistema *self* para replicarse, reescribirse a sí mismo. Desde este punto de vista, la función personalidad es comparable a aquello que Lacan denominó una "necesidad" ligada al "registro imaginario", entendiéndose por esto el saber que, una vez establecido, "no para de escribirse" (Lacan, 1972, p. 199). Solamente así él puede prolongarse como un núcleo significativo, como una apariencia de verdad relativa a la unidad del sistema *self*.

Pues bien, así comprendida, la función personalidad corresponde, en cada contexto específicamente, a la dimensión de la racionalidad. Cada representación que se repite es razón (medida, parámetro etc.) para las acciones y para las otras representaciones, lo que es como decir que, el otro social –entendido como universo de representaciones sociales en las cuales cada función acto se puede reflejar– corresponde a la fundación de nuestra vida moral, de nuestros valores éticos, de las instituciones y de los diversos modos de conocimiento: filosófico, científico, religioso entre otros. La función personalidad, por lo tanto, no es un evento subjetivo, privado, sino el conjunto de lazos sociales por cuyo medio alcanzamos una representación de nuestra unidad posible (y no virtual, pues, como vimos, la virtualidad tiene que ver con los deseos). He ahí por qué, para la Terapia Gestalt, la representación de mí mismo nunca se limita a designar mi individualidad operativa actuante. Al contrario, las figuras objetivas con las cuales me identifico siempre valen intersubjetivamente, siendo por esto por lo que caracterizan una suerte de generalidad, solo que "verbalmente" determinada. Desde el punto de vista genético, podemos decir que las representaciones que constituyen el otro social (o función personalidad) tienen su origen en las fantasías (o deseos) formuladas en los contextos pasados y que ahora continúan disponibles como futuro del pretérito, horizonte de aprendizaje necesario a la vivencia de la identificación, de la responsabilización y del raciocinio actuales. Ellas son los proyectos, los ideales, las ficciones, las producciones virtuales que, en el pasado, aún no tenían un sentido estabilizado, pero que ahora, en la dimensión presente, están disponibles como referencia, biografía, historia, racionalidad, junto a las cuales podemos regocijarnos y ejercer la crítica, enorgullecernos y sentir vergüenza, en fin, desencadenar la vida sentimental que constituye la base antropológica desde la cual, incluso, podemos ejercer la tolerancia ética de las excitaciones (función *ello*) y la acción política de producir nuevos deseos, nuevos horizontes (indeterminados o presuntos) de futuro. Desde este punto de vista, la función personalidad corresponde a lo que acostumbramos llamar aprendizaje.

La función personalidad, sin embargo, por razones diversas, puede no constituirse. En otras palabras, la experiencia de contacto desencadenada por nuestros actos sociales (estén ellos acompañados o no de trasfondo sensorial) pueden no resultar representaciones sociales (otro social) junto a las que cada acto podría identificarse como persona, asumir una responsabilidad, encariñarse con un valor, comprender un pensamiento o heredar una institución. Entonces, el deseo del otro dominador puede exigir que alienemos nuestras representaciones a su favor. O, el deseo totalitario del otro soberano puede querer aniquilar nuestras representaciones. Esa percepción nos llevó a proponer, a partir de nuestra práctica gestáltica en diferentes contextos psicosociales, la posibilidad de una clínica que practicase otro tipo de desvío, que no aquel que va de las representaciones sociales al extraño que surge como deseo, sea éste inhibido (como en los ajustes de evitación), sustituido (como en los ajustes banales), reducido a un fetiche destructivo (como en los ajustes antisociales); o lo que va de las demandas por excitación y deseo a las fijaciones en la realidad (en suplencia de los deseos y excitaciones demandados), como en el caso de los ajustes de búsqueda. Pensamos, esta vez, una clínica como atención a un sentimiento, específicamente, que es el "sufrimiento" consecuencia de la no formación, de la pérdida o de la aniquilación de las representaciones con las cuales se estaba identificado (conforme con Müller-Granzotto & Müller-Granzotto, 2007; Müller-Granzotto, R. L. 2010). Se trata de la clínica del sufrimiento.

EL FRACASO SOCIAL DE LA FUNCIÓN PERSONALIDAD SEGÚN LA LITERATURA DE BASE DE LA TERAPIA GESTALT

A PESAR DE MENCIONAR el sufrimiento (*misery*) como una más entre las formas malogradas del sistema *self*, PHG no profundizaron en la descripción de este "cuadro", menos aún se ocuparon de describirlo en un contexto clínico. Ellos dijeron apenas que se trataba de una falla en el funcionamiento espontáneo del sistema *self*, lo que significa decir, una falla en la experiencia de contacto, cuya consecuencia es la no producción de una función personalidad.

De hecho, no es necesario ir muy lejos para encontrar, en nuestro cotidiano, situaciones que ilustran lo que PHG están llamando sufrimiento (*misery*). Los múltiples conflictos sociales (económicos, políticos, étnicos, religiosos etc.), los accidentes y enfermedades en general configuran situaciones de tensión, que aquí estamos llamando sufrimiento. Pero es importante no confundir el sufrimiento propiamente dicho con los fenómenos que lo puedan desencadenar. No obstante a tratarse de algo directamente relacionado con la manera en que los estados de la naturaleza y las múltiples formas de poder viabilizan o no la autonomía de una función *acto* para vivir una experiencia de contacto que culmine en la producción de una personalidad, el sufrimiento es específicamente la vivencia de la imposibilidad de la identificación con determinada personalidad. Esto significa decir que, como consecuencia de una privación natural o de un conflicto político o ético, nuestra función *acto* no consigue encontrar datos de realidad (a los que también llamamos otro social), por medio de los cuales pueda, por un lado, abrir una dimensión de deseo a partir de las posibilidades ofrecidas por tales datos y, por otro, alienarse en estas posibilidades, de tal manera de alcanzar una imagen unificada de la propia experiencia de contacto, imagen ésta a la que denominamos nuestra personalidad.

En este sentido, el sufrimiento es, en primer lugar, un efecto de los accidentes naturales y de los conflictos sociológicos, y su característica fundamental tiene relación con el hecho de que la función acto se sienta privada de los datos sociales concretos con los que disfrutaría de determinada identificación. Por razón de una limitación del medio –que así se sustrae a la libre acción de la función acto– nos sentimos impedidos de encontrar datos de realidad o, lo que es la misma cosa, lazos sociales (instituciones, identidades o valores), mediante los cuales consiguiésemos vivir el contacto. Dicho de otro modo: a pesar de disponer de un fondo de excitaciones (función *ello*), la falta de datos (de una realidad material y sociolingüística) impide al sistema *self* actuar, desempeñar la función acto. Consecuentemente, el sistema no solo deja de establecer el contacto entre su dimensión pasada (excitaciones) y su dimensión futura (expectativas, deseos), sino también se ve impedido de asumir un valor o identidad objetiva en el presente. La función personalidad, por lo tanto, no se desarrolla y el proceso *self* sufre como consecuencia de no poder asumir una identidad objetiva.

HIPÓTESIS SOBRE LA "CAUSA" DE EVENTUALES FALENCIAS DE LA FUNCIÓN PERSONALIDAD

EN ESTE ESTUDIO, PRELIMINAR, nos gustaría conjeturar cuales serían los eventos físicos y las razones que "causarían" las situaciones de fracaso en la constitución del otro social como mediador de las diferentes acciones establecidas por los sujetos de acto en el campo intersubjetivo (sistema *self*). Antes, sin embargo, debemos explicar en qué sentido una razón puede también "causar" un efecto. Por eso, siguiendo la filiación pragmática de Paul Goodman, recurrimos a Donald Davidson (1982), el cual aclara en qué sentido una razón también puede ser considerada una causa.

Según Davidson (1982), una razón no es otra cosa que un conjunto de enunciados o de argumentos con sentido próximo. Ella difiere de los hechos físicos. Sin embargo, en condiciones especiales, las razones pueden ser causa de cambios, tal como los hechos físicos. Este es el caso de las razones a las cuales denomina "metáforas vivas": los términos, expresiones o enunciados cuyo uso todavía no fue "literalizado", o sea, regularizado por el uso convencional de la lengua. La metáfora viva, en este sentido, es un acto lingüístico nuevo, que, en la medida en que adquiere extensión y significación familiares a los practicantes de la comunidad lingüística, se transforma en convención. Mientras no tenga un uso convencional, la metáfora provoca a los sujetos renovar la descripción de sí y del mundo. He ahí en qué sentido, entonces, actúa como una causa lingüística de cambio de creencias.

En este aspecto, en particular, la metáfora viva se aproxima a aquello que, a partir de otra tradición, Merleau-Ponty (1945, p. 216) denomina palabra hablante en oposición a la palabra hablada[1]. En tesis, toda palabra hablada un día fue una palabra hablante. Sin embargo, lo que en la palabra hablante originaria había de lenguajero, en la palabra hablada actual ahora lo perdió. Es cierto que lo perdido no desapareció. Permanece como fondo de hábitos lenguajeros pasados. Pero, en la actualidad de la situación, lo que se conservó de la palabra hablante (ahora pasada) no es más que un espectro al que llamamos "pensamiento"; entendiéndose aquí por *pensamiento*, una acepción bastante amplia, la cual incluye todas nuestras fantasías pasadas, los valores y los sistemas lógicos de combinación y atribución de términos. En Terapia Gestalt, denominamos este pensamiento, en sentido amplio, función personalidad. De donde no se sigue que Merleau-Ponty y la Terapia Gestalt aboguen a favor de la tesis del pensamiento puro. Incluso este pensamiento, para sobrevivir en el presente, necesita de un habla actual, de un cuerpo hablante establecido en la actualidad de la situación. En las palabras de Goodman (2011, p. 208):

(y)o más propiamente concuerdo con Merleau-Ponty en que la comunicación comienza con los cuerpos de las personas [...]. No son mentes que se comunican, son personas. El uso de las palabras es en sí mismo un acto creativo, en parte físico, pero que produce sentidos (o pensamientos) que no existen en los pensamientos previos.

Pues bien, conforme Merleau-Ponty (1945, p. 216), el cuerpo actual que se ocupa del pensamiento es la palabra hablada. Aún así, dado que ninguna habla está libre del fondo pasado de hábitos motores y lenguajeros (que, en Terapia Gestalt, nosotros denominamos función *ello*), la habla actual no consigue ser solo palabra hablada (repetición de los pensamientos que se conservaron). Encontramos de nuevo aquí la ambigüedad (Merleau-Ponty, 1962), buque insignia del filosofar merleau-pontyano, esta vez señalizando la doble característica de cada acto lingüístico, al mismo tiempo deliberadamente repetitivo (cual palabra hablada) y forzosamente innovador (por exigencia del retorno enigmático de los hábitos). Más allá de la claridad del pensamiento (conservado) que una habla actual repite, la presencia enigmática de los hábitos lenguajeros irá a exigir, sino del hablante, al menos de su interlocutor, otra fantasía, otro pensamiento, una dimensión de futuro incierto, que corresponde a lo propiamente hablante. He ahí entonces la palabra hablante y en qué sentido ella tiene parentesco con la noción de metáfora viva de Donald Davidson – lo que llevó a Goodman (2011, p. 198) a decir que es:

> [...] notable como, llevados al extremo, el abordaje tecnológico del lenguaje [propuesto por los pragmatistas], converge exactamente, en contenido y retórica, con el humanismo anti tecnológico de los fenomenólogos: en la comparación de Merleau-Ponty, "el habla es como un ser, como un universo. Ella nunca es limitada sino por un lenguaje nuevo".

Así como la metáfora viva, la palabra hablante es efecto de la innovación o redescripción que el enigma (consecuencia de la

BIOPODER, TOTALITARISMO Y LA CLÍNICA DEL SUFRIMIENTO

presencia del hábito en el habla actual) desencadena en la comunidad de interlocutores. Para el discurso de la Terapia Gestalt, la palabra hablante, como la metáfora viva, es un acto creativo, una forma de designar el efecto político de los actos comunicativos (que son los actos con los cuales, además de repetir, nosotros buscamos trascender la realidad dada en dirección a una unidad presuntiva, siempre por determinar). Este efecto no es otro que el proceso de formación de *Gestalt* o, simplemente deseo. Lo que supone decir que los actos de habla, propios o ajenos, pueden ser causa de cambios sociales, especialmente en la esfera de los deseos políticos de cada cual.

Sucede, sin embargo, que estos cambios, redescripciones metafóricas o creaciones lenguajeras, también tienen efecto en la realidad de los pensamientos (palabra hablada). Muchas son aquellas veces en que la producción de una novedad política acarrea la interdicción de un pensamiento actual, la aniquilación de un habla hablada en la actualidad de la situación, el apagamiento de una imagen o cuerpo que sirve de representación social de la identidad de una persona o de una comunidad. Las metáforas vivas o las palabras hablantes, por la orientación política (o virtual) que imponen a la realidad, acaban por exigir la suspensión de valores, derechos, instituciones. O, aún, terminan por exigir la agresión a cuerpos, símbolos y monumentos. Así como los desastres naturales, las emergencias y las dolencias (consideradas desde un punto de vista anatomofisiológicos), también los deseos (entendidos como formulaciones metafóricas o lenguajeras de nuestro destino político) pueden implicar la muerte de determinadas representaciones sociales que constituyen el otro social en el cual cada uno de nosotros se refleja (función personalidad). De donde se sigue, en fin, que podamos conjeturar, más allá de los fenómenos de la naturaleza, que los actos de habla, especialmente aquellos por cuyo medio formulamos nuestros deseos (políticos), puedan ser causa de la no formación, limitación, o aniquilación, de las representaciones sociales junto a las cuales los sujetos de acto repiten determinada imagen con la cual puedan identificarse.

En los términos de una conjetura sobre la génesis del sufrimiento, distinguimos tres presentaciones posibles de las causas de la no formación, limitación o aniquilación de las representaciones que constituyen el otro social:

- La primera causa puede tener relación con un hecho físico, como la destrucción espontánea de una acción o de las propias representaciones que constituyen el otro social. Aunque la destrucción o aniquilación en cuestión pueda ser esporádicamente vinculada a motivos políticos y éticos, estos no constituyen razón necesaria para justificar el sufrimiento vivido por el sujeto de actos que estaba identificado con las representaciones aniquiladas. Este es el caso del luto, de las emergencias y desastres.

- La segunda causa puede tener relación con un deseo, que se impone a las representaciones sociales que componen el otro social a quien los sujetos (de actos) están identificados, para así dominarlos. Se trata aquí de una situación política, por cuanto determinado acto totalitario hace de las representaciones sociales "dispositivos" para la satisfacción del deseo de poder que él pueda ostentar, sujetando a los otros actos a las representaciones ahora dominadas, por usar la letra de Michel Foucault. En otras palabras, las diferentes representaciones sociales son capturadas a favor de la fantasía del acto dominador, que así se vuelve otro autoritario, otro capitalista; tomando en préstamo los significantes de Jacques Lacan (1974). Este es el caso de los requerimientos que provocan los estados de crisis subjetiva (como podemos observar en los casos de pánico, melancolía, formaciones reactivas, por citar algunas), o los conflictos sociales en torno de cuestiones político-económicas.

- La tercera causa tiene relación con algo que va más allá, más allá de lo político. Se trata de la presencia de un deseo sobera-

BIOPODER, TOTALITARISMO Y LA CLÍNICA DEL SUFRIMIENTO

no, el cual, más radicalmente que dominar al otro social, más radicalmente que transformar las representaciones sociales en dispositivos de satisfacción del deseo de poder, ahora aniquila las representaciones sociales, para así disponer de la desnudez de los actos y respectivos hábitos. Por fuerza de este deseo soberano, que según la lectura que Giorgio Agamben hace de Walter Benjamín, corresponde a la propia instauración de lo político, los actos y respectivos hábitos –ahora bajo la condición de vida desnuda– sucumben frente al poder de aniquilación ostentado por los representantes de lo soberano. Este es el caso de las formas de segregación social desempeñadas por los prejuicios raciales, de género, o presentes en los regímenes carcelarios, sean ellos destinados a personas imputables o inimputables (como son considerados los locos). Este también es el caso de las formas de aniquilación presentes en los campos de concentración y en las formas totalitarias y policiales de dominación presentes en los estados modernos que gobiernan en régimen de excepción y para los cuales cualquier ser humano es sospechoso de conspiración.

Para investigar cada una de estas tres formas de impedimento de la libre formación y desdoblamiento de las representaciones sociales que constituyen el otro social, vamos a recurrir a diferentes matrices teóricas. Con ellas pretendemos reflexionar críticamente sobre el sentido antropológico, político y ético de estas tres formas de falencia del otro social: la falencia antropológica (causada por la imposición de una condición natural), la falencia política (por cuenta de los dispositivos de poder) y la falencia ética (en virtud de los estados de excepción). Especialmente, nos serviremos del pensamiento de Michel Foucault y Giorgio Agamben para construir una hipótesis sobre las causas ético-políticas de la falencia del otro social.

2. La falencia antropológica del otro social

ÉTICA, POLÍTICA Y ANTROPOLOGÍA

ANTES DE CONTINUAR AVANZANDO, cumple retomar el modo en como estamos empleando los significantes "ética, política y antropología".

Por el primero, designamos la acción de acogida al extraño que se manifiesta en el comportamiento y en el discurso de los semejantes. Tal extraño tanto puede ser un hábito inhibitorio (como en los ajustes de evitación), hostil (como en los ajustes antisociales), o, inclusive, la ausencia de hábitos (como en las psicosis). Ética, por lo tanto, no tiene relación con el uso aristotélico del término y según el cual el hombre ético es aquel que toma en cuenta las costumbres y las leyes de su comunidad. Ética tiene un sentido más originario: morada en que se acoge al extraño.

Ya el significante "política" está asociado, en los términos de la teoría del *self*, a la acción establecida por los sujetos de acto en el sentido de sintetizar, en una unidad presuntiva y virtual a la que llamamos deseo, las representaciones sociales disponibles y los hábitos (excitaciones) desencadenados por las contingencias sociales presentes (demandas por representación social y por excitación). En tal unidad presuntiva y virtual, buscamos estabilizar como horizonte de futuro el efecto que los hábitos puedan desencadenar en las representaciones sociales con las cuales estábamos identificados. Política, por lo tanto, es para nosotros la manera en que intentamos incluir al semejante y al extraño, o la manera por la cual somos por ellos incluidos, en un todo presuntivo y virtual, al que llamamos deseo o, simplemente, poder. Hacer política es participar del poder, entendamos el poder como un deseo nuestro o de nuestro semejante. Ya el significante 'antropología' tiene su uso orientado por la manera crítica como leemos la Antropología de Jean-Paul Sartre (1942). Partiendo de la idea de una fuente insuperable e irreductible –que es su teoría de la consciencia– Sartre aboga que la unidad de esta consciencia siempre se produce en la trascendencia, como una existencia en situación, en la praxis histórica. La antropología para Sartre –entendida como el objeto primero del filosofar– es el estudio de esta praxis histórica. Se trata de una investigación del hombre y del humano en cuanto a la realización (siempre parcial) de la unidad de la consciencia en la trascendencia. Según él mismo (Sartre, 1966, p. 95),

en cuanto interrogación sobre la praxis, la filosofía es al mismo tiempo interrogación sobre el hombre, quiere decir sobre el sujeto totalizador de la historia. Poco importa que ese sujeto sea o no descentrado. Lo esencial no es lo que se hizo del hombre, sino lo *que él hizo de lo que hicieron de él*. Lo que se hizo del hombre son las estructuras, los conjuntos significantes que las ciencias humanas estudian. Lo que el hombre hace es la propia historia, la superación real de esas estructuras en una praxis totalizadora. La filosofía se sitúa en la charnela. La praxis es, en su movimiento, una totalización completa; pero nunca alcanza sino totalizaciones parciales, que serán a su vez superadas.

Para nuestros propósitos, nos adherimos a la comprensión de que en la trascendencia (entendida como actualidad de la situación concreta y social) el hombre se ocupa de superar las estructuras en que refleja la unidad de su propia praxis histórica; y que esto es lo mismo que hacer historia. Nos adherimos a la comprensión de que la Antropología es el estudio de esta praxis histórica y de la tentativa humana de superarla. Pero, no por eso, necesitamos gravar a la Antropología con la suposición de que,

BIOPODER, TOTALITARISMO Y LA CLÍNICA DEL SUFRIMIENTO

tal praxis, también como las tentativas de comprenderla y superarla, estarían animadas por una fuente insuperable e irreductible que es la consciencia (en cuanto acción nadificadora, reclamo de libertad siempre en curso). Que haya tal fuente, o que ella se imponga en la praxis histórica como una necesidad trascendental en busca de unificación, es para nosotros una cuestión a discutir y no un principio, como parece ser para Sartre. He ahí en qué sentido conjeturamos, como un eventual motivo (ausente, por ejemplo, en los ajustes de búsqueda) para las acciones de superación de las identidades históricamente constituidas, la copresencia de una alteridad radical, cual lo otro (o función *ello*). Si es verdad que, en la praxis histórica, nos ocupamos de operar síntesis a partir del pasado en dirección al futuro, tales síntesis no parecen ser consecuencia de una exigencia interna o trascendental, sino antes un efecto de la presencia del extraño que se nos presenta a partir de la demanda del semejante. Preferimos pensar que la praxis histórica está motivada por la alteridad antes que por una supuesta unidad que nos antecedería.

LA FALENCIA ANTROPOLÓGICA DEL OTRO SOCIAL

PARA LA TEORÍA DEL *self*, las representaciones sociales que constituyen el otro social (o función personalidad) son empresas eminentemente antropológicas que se refieren a la humanidad de los pensamientos, valores e instituciones sedimentados como patrimonio cultural, aunque, en su origen, tales representaciones sociales consistiesen en deseos políticos, modos presuntivos de integrar las contingencias de la realidad a la repetición (ética) de los hábitos. Y en cuanto expresión de la humanidad con la cual cada sujeto de actos puede identificarse, las representaciones sociales (que constituyen el otro social) comprenden una amplia gama de manifestaciones desde el lenguaje, cultura alimentaria, modos de utilización de los recursos naturales, formas de organización económica y comercial, hasta la imagen corporal reverenciada a través del vestuario, en la literatura, en las artes, en los ritos religiosos. Con frecuencia, tales representaciones tienen una dimensión institucional, como en el caso de las gramáticas, de los códigos, de las ciudades, avenidas, iglesias, plazas etc. Cada uno de estos "monumentos" inscribe en la actualidad de la situación los deseos del pasado y sirve de parámetro para la producción de nuevos deseos, de nuevas síntesis entre el fondo de hábitos y las contingencias de la realidad material. También sirve de ocasión para la fiesta, para la celebración y para el cultivo de toda suerte de sentimiento, desde la vergüenza al orgullo, pasando por el respeto relativo a los deseos del pasado que están hoy determinados en cuanto valor, biografía, pensamiento. Sin embargo, por cuanto dependen de esta inscripción en la realidad material, las representaciones sociales que constituyen el otro social están sujetas a la falibilidad de la propia materialidad en que están apoyadas. O sea, al mismo tiempo en que faculta a las fantasías del pasado a sobrevivir en el presente como representaciones de la unidad antropológica de la humanidad, la "materialidad de la situación" sujeta a las representaciones del otro social a la contingencia del momento. Pues bien, sufrimiento antropológico es el nombre que damos al sentimiento que podemos compartir con otros sujetos de acto frente al desfallecimiento de la materialidad de las representaciones (del otro social) con las cuales estamos identificados.

Las contingencias materiales de nuestra existencia pueden alcanzar de diferentes maneras y en diferentes grados a las representaciones de nuestra propia identidad frente al otro social. Pequeños desacuerdos en la velocidad de la rotación de las diferentes capas de la Tierra pueden desregular la formación magnética de nuestro planeta y, por consiguiente, la barrera que esta formación ofrece a una serie de ondas y partículas emitidas por las explosiones solares, las cuales, caso llegasen a la superficie de la Tierra, destruirían la organización molecular de nuestros genes. En consecuencia, seríamos acometidos de cánceres, tal como sucede cuando los desgastes en los telómeros cromosómicos generan procesos de replicación defectuosos. No solo nuestra imagen visual, sobre todo nuestra imagen metabólica, sería alterada y, con ella, varios sentimientos que desarrollamos a partir de nuestra propiocepción, como el sentimiento del bienestar físico. Las lluvias acidas, consecuencia de las quemas de las plantaciones y de los bosques, también podrían actuar sobre los edificios y monumentos que cuentan la historia que nos enorgullece por tratarse de la historia de los vencedores, supuestamente. Si en el futuro pudiéramos regenerar las neuronas, podríamos aplazar la muerte indefinidamente, aunque eso no sea garantía de que las sinapsis de las neuronas muertas permanezcan conservadas junto a las sustitutas. De tal suerte que la finitud es un horizonte permanente de nuestra condición óntica, como ya decía Martín Heidegger (1927) en su analítica existencial del ser-ahí (*dasein*). E inclusive la comprensión ontológica respecto de la finitud de los entes no escapa a la finitud del acontecimiento, como va a elaborar más tarde el própio Heidegger (1929) respecto de la historicidad de la comprensión (conforme Stein, 2001). Todas nuestras representaciones sociales, por la condición material en que están apoyadas y que hace de ellas acontecimientos finitos, pueden en cualquier momento desaparecer, generando en los sujetos de actos con ellas identificados, un tipo especifico de sentimiento, que es el sufrimiento antropológico por la pérdida de aquello que, para cada cual, significaba una identidad social.

Es claro que podemos siempre discutir la responsabilidad humana sobre los eventos que implican la destrucción de las representaciones del otro social. La mutilación como consecuencia de la guerra contemporánea trabada en el tránsito de las ciudades en casi todo el mundo, la destrucción de patrimonios naturales como consecuencia del aumento de la temperatura global generado por la emisión desenfrenada de gas carbónico, las aberraciones genéticas en descendientes de poblaciones afectadas por los accidentes y testes nucleares de las grandes potencias económicas y militares, para citar algunos ejemplos, señalan a la propia acción humana como la principal responsable de la destrucción de la materialidad de las representaciones del otro social. Aún así –y es esto lo principal que queremos indicar aquí– la responsabilización, sea de la naturaleza, sea de la acción humana, no hace desaparecer el sufrimiento antropológico consecuencia de la pérdida de las representaciones del otro social a las cuales se estaba identificado. Independientemente de que los deslizamientos de tierra hayan sido provocados por una precipitación anormal o por una ocupación irregular del terreno, para las personas afectadas, cuyas propiedades quedaron sepultadas para siempre, o cuyos familiares perdieron sus vidas debajo de los escombros, el sufrimiento sentido frente a las pérdidas no tiene parámetro en ninguna otra representación social. Vale por sí mismo como expresión de la falencia de imágenes, valores, pensamientos e instituciones, junto a los cuales una función acto se percibía "humana"; o sea, investida de una historia que definía su singularidad y su pertenencia a un estrato de la vida antropológicamente determinado. En base a esto, desde un punto de vista antropológico, la falencia el otro social, y el sufrimiento que de ahí emerge, es un fenómeno que debe poder ser escuchado como una valencia irremediable e inalienable. No necesita de ninguna otra razón que le determine o justifique la expresión, consistiendo en una genuina manifestación humana ante la desconstrucción o aniquilamiento de una identificación construida históricamente, o sea, construida a partir de la actualización de las fantasías pasadas junto a las condiciones materiales presentes, las cuales incluyen desde las imágenes verbales a las estaciones espaciales.

Esta forma de comprender el sufrimiento antropológico, como la manifestación genuina del efecto producido por la pérdida de la materialidad de una representación social, independientemente de la causa de esta pérdida, de ninguna forma equivale a cerrar los ojos para las causas y eventuales responsabilizaciones que pudiesen ser exigidas. Sin embargo, una mirada hacia las pérdidas desde el punto de vista de las causas, especialmente humanas, inaugura otra dimensión de la experiencia del sufrimiento, que es una dimensión política, que pasamos a tratar a continuación.

3. El biopoder y la falencia política del otro social – una mirada foucaultiana

INTRODUCCIÓN

LA ANIQUILACIÓN DE LAS representaciones del otro social puede también resultar de la acción política de los sujetos de actos. Pero, ¿qué entendemos aquí por acción política? ¿En qué sentido tal acción puede implicar la aniquilación de las representaciones del otro social con las cuales se está identificado?

El significante 'política' está asociado, en los términos de la teoría del *self*, a la acción establecida por los sujetos de acto en el sentido de sintetizar, en una unidad presuntiva y virtual, a la que llamamos deseo, las representaciones sociales disponibles y los hábitos (excitaciones) desencadenados por las contingencias sociales presentes (demandas por representación social y por excitación). En tal unidad presuntiva y virtual, buscamos estabilizar como horizonte de futuro el efecto que los hábitos puedan desencadenar junto a las representaciones sociales las que estábamos identificados. En este sentido, si algún amigo, o amiga, por quien tenemos mucho cariño, cuestionase nuestra identidad heterosexual, la miríada de afecciones consecuencia de la denuncia de las formas que podrían contradecir nuestra identificación de género en nuestros actos, nos forzaría a producir una respuesta, una justificación, que pudiese tanto disciplinar el comentario de nuestro interlocutor a favor del mantenimiento de la identidad ahora perturbada, cuanto nos permitiera conjeturar, en fin, que ninguna identidad sexual está a la altura de las nuevas posibilidades de placer que pudiésemos inventar. En ambos casos, la interpelación del amigo, o de la amiga, bien como los extraños gestos y afecciones surgidos, estarían "forzados" a asumir una nueva forma, una nueva formación a la que denominamos creación o deseo. De tal manera que, por fuerza y obra de esta creación, el lazo social desencadenado por el comentario del amigo, o de la amiga, recibirían una nueva administración social, ahora en el campo de la virtualidad, en el que las combinatorias entre los elementos involucrados parecen facilitadas, cual ficción, al mismo tiempo arbitraria e indeterminada, a la que llamamos política. Política, por lo tanto, tiene relación –según la terminología que empleamos inspirados en el *self*– con la tentativa (siempre inminente y nunca realizada de hecho) de dominar al interlocutor, nuestras representaciones sociales, hábitos y afecciones espontáneamente surgidos, en un todo presuntivo al que llamamos deseo.

Tal definición de deseo, por cierto, hace recordar la manera como Michel Foucault –en los términos de su "microfísica del poder" en *Vigilar y castigar* (Foucault, 1975), o de su "analítica del poder" en *La voluntad del saber* (Foucault, 1977)– emplea el significante "dispositivo" para con él designar la forma según la cual, en las sociedades modernas, los cuerpos son sujetados a saberes (palabras) y a poderes (cosas). Conforme Foucault (1975), por constituirse como sistemas complejos y de formación no homogénea (cuyas variables envueltas interactúan entre sí, hasta el punto de no identificarse con precisión las instituciones o los agentes intencionales dominadores), los dispositivos configuran diferentes regímenes disciplinarios y punitivos, basados en el control de lo inteligible sobre lo sensible. En nuestra perspectiva, los deseos que pudiésemos articular a partir de la interlocución social, configurarían tentativas políticas de ejercer el poder sobre nuestros semejantes, verdaderos dispositivos de dominación. O, en el caso inverso –que es aquel por que nos interesamos más y que propiamente configuraría una situación de sufrimiento político– los deseos de nuestros semejantes podrían valer para cada uno de nosotros en cuanto dispositivo de poder, como una forma de dominación a la cual podríamos ser sujetados. Y tal sometimiento, a su vez, podría representar la disolución de nuestros deseos o la dominación de las representaciones con las cuales estuviésemos identificados; dominación ésta que desencadenaría un nuevo cuadro de sufrimiento, esta vez, político.

He ahí, entonces, una segunda configuración en la que la función personalidad, el otro social solidario, por cuyo medio celebraríamos nuestra identidad, se perdería, esta vez, como consecuencia de la acción política de nuestro interlocutor (entendido como representante del otro social dominador). Acompañemos por un momento los análisis de Foucault, especialmente su giro de una perspectiva "arqueológica"[2] para una perspectiva "genealógica", en la cual, no obstante relativizar el imperialismo de los "dispositivos"[3], continúa reconociendo en el sometimiento al deseo del semejante la causa del sufrimiento. Examinemos un poco más las formulaciones "pesimistas" de Foucault, para mejor encaminar nuestra hipótesis de lectura y una posible terapéutica del sufrimiento político.

MÁS ALLÁ DE LOS DISPOSITIVOS DE SOMETIMIENTO

CONFORME FOUCAULT (1975), LOS diferentes dispositivos de saber, de poder y de subjetivación operan sobre cada cuerpo enredándolo en metas disciplinarias desprovistas de crítica, como si el destino de cada cual estuviese decidido en el interés impersonal del consumo, del progreso, de la dominación de sí y del otro. Cada cuerpo se vuelve, entonces, un "átomo ficticio" (Foucault, 1975, p. 227), incapaz de cambiar la historia por haberse vuelto producto de discretos y eficientes mecanismos de control, vigilancia, adiestramiento y confesión, noción que vendría al encuentro de aquello que, antes, en *Las palabras y las cosas* (1966), Foucault habría dicho respecto a la "muerte del hombre", como si la alienación de los sujetos modernos en los significantes "hombre, blanco, adulto, occidental, civilizado, heterosexual y normal" hubiese simultáneamente devorado la identidad de cada cual y la percepción de la alteridad en beneficio de un deseo impersonal e indefinible, que es el deseo de poder (sexual, étnico, económico, ideológico, etc.).

Incluso después, cuando suspende la perspectiva arqueológica con la que buscó explicar, en los términos de una teoría que articulaba los dispositivos disciplinarios ante el deseo de poder, "el porqué" de la alienación del hombre moderno ante el poder dominador (1975, p. 33), pasando a dedicarse a una investigación genealógica sobre cómo los individuos fueron llevados a ejercer sobre sí mismos, y sobre los otros, una hermenéutica del deseo formulada por otro (1984a, p. 12); Foucault, aun así, insiste en localizar, en el sometimiento a los "modos informes del poder", la génesis de la "muerte" del hombre moderno. En otras palabras, incluso cuando su interés se traslada desde una región caracterizada por el arte de "gobernar a los otros", que indica relación con un "campo múltiple y móvil de relaciones de fuerza, en la cual se producen efectos globales, sin embargo, jamás totalmente estables, de dominación" (1976, p. 135), hacia otra, anexa y complementaria, donde prevalece el imperativo de "gobernarse a sí mismo", lo que nos remite a la libre investigación de la conducta individual, Foucault persevera en identificar, en la idea de sometimiento al deseo dominador, la ruina de las identidades en torno a las cuales cada subjetividad podría celebrar su libertad crítica.

De donde no se sigue que este "pesimismo" autorizase en Foucault cualquier forma de desistimiento ante las formas de dominación. Si el filósofo generaliza las dimensiones micropolíticas del poder, sus jerarquías, mecanismos de vigilancia, seriación de individuos en los límites de cada institución ligada al *panopticon*, o en el control de la masa poblacional, en la biopolítica, él también da voz al fracaso de estas estrategias de dominación (conforme Machado, 2006). Al final, para él, la constitución de los sujetos mediante múltiples procesos de sometimiento nos conduce inevitablemente a aquello que fue construido como no-humanidad: la locura y el crimen. Y es justamente en el campo de esta no-humanidad en que habremos de encontrar la diferencia capaz de promover el cambio y el enfrentamiento a las formas de poder del otro dominador. Intentado evitar cualquier suerte de recurso *a priori* o tesis metafísica, Foucault reconoce en la propia idea de sometimiento aquello que habría de señalizar el nacimiento de las formas de resistencia, adviniendo de ahí el motivo por el cual, dice Foucault a propósito de un trabajo, en la época y que trataba de la genealogía de la ética: "no busco decir que todo es malo, sino que todo es peligroso [...]. Si todo es peligroso, entonces tenemos siempre cualquier cosa que hacer. Así, mi posición no conduce a la apatía, sino al contrario, a una hipermilitancia pesimista" (Foucault, 1980, p. 386). O sea, si es verdad que para Foucault hay en la modernidad un sujeto problemático, sujeto al deseo del otro, hecho objeto por el deseo del otro, hay en esa propia exclusión la posibilidad de insumisión, de la libertad, de la resistencia al sometimiento mediante relaciones de enfrentamiento. Hablando a partir de la exclusión –el lugar más profundo del sometimiento– Foucault reconstituye los procesos insidiosos que resultan en el silencio de los sujetados. Con el objetivo de "desentrañar la lógica de la producción del silencio de estos habitantes sin rostro" (1966, p. 35), Foucault busca reescribir una sensibilidad especifica, que no es la de la emoción vivida (como consecuencia de la presencia de una excitación o de un sufrimiento antropológico), sino la de la razón dura y aguda de una nueva forma de mirar (y que, tal vez, defina para nosotros el sufrimiento político). Se trata de la sensación vertiginosa de un mirar que parte del fondo de la exclusión y ve del lado contrario los parámetros tenidos como intocables de nuestra existencia individual y colectiva, colocando la necesidad de repensarlos.

Foucault, además, se ocupa de una cuestión política de primer orden: la representación de los excluidos. Pensando más específicamente la cuestión del intelectual, Foucault se niega a hablar en nombre de los excluidos y asumir la posición de portavoz en la lucha por derechos. Tampoco apoya el "comprometimiento" político en partidos con el objetivo de encontrar soluciones. A diferencia de Marx (1867) y Sartre (1948), Foucault no cree que la tarea de la filosofía y de la crítica sea transformar el mundo. Es necesario antes, como ya defendía Merleau-Ponty en *Humanismo y terror* (1974) y en *Las aventuras de la dialéctica* (1955), pensar adecuadamente la realidad para después indagar sobre las posibilidades de cambio (Foucault, 1975-1976). Por medio de su participación en *Groupe d'Information sur les Prisons* (GIP), Foucault se obligó a repensar el papel del intelectual crítico frente a los movimientos y luchas sociales de su tiempo, pasando de portavoz y portador de la verdad al de creador de condiciones para que los contradiscursos sean oídos. Tal como aparece en *Vigilar y castigar* (1975), Foucault habría encontrado sus condiciones de posibilidad justamente en la nueva forma de lucha política creada por los presos y en la visualización de los mecanismos de poder que las investigaciones sobre la prisión viabilizaron. De este modo, la articulación entre alistamiento y reflexión histórico-filosófica, se daría por el diagnostico de las cuestiones de la actualidad. Limitándose a hacer sobresalir el hecho de la dominación de su intimidad y en su brutalidad, exponiendo crudamente sus mecanismos, Foucault busca de modo más intenso, intentar provocar el gesto de liberación de los individuos, en fin, sujetos. Por otro lado, realiza la crítica de la ciencia que, como detentora de los discursos verdaderos, dispensa las hablas particulares suponiendo conocer su contenido y verdad.

Y la pregunta que nosotros, clínicos, nos debemos hacer frente a los cuadros de sufrimiento político –tal como nosotros los encontramos en las instituciones psiquiátricas que funcionan a partir del modelo del encarcelamiento, en los presidios, en los regímenes laborales esclavos aún existentes en las honduras de la civilización urbana y rural, que maltratan, sobre todo, a los niños, en la violencia de género y en el prejuicio racial– es qué tipo de participación se requiere de nosotros y hasta dónde nuestra participación es capaz de hacer la diferencia, al menos como forma de acogida a la diferencia que se dice en el discurso de aquellos que, tal vez como supone Foucault, hacen del sometimiento el motivo de una creación, de una creación transgresora (como en el caso de los ajustes banales y antisociales), o, quizás, inclusiva, conforme estamos aquí especulando. Pero, ¿en qué pretenderían incluirse? ¿Cuál es nuestra tarea clínica frente a estos pedidos? Tal vez valiese la pena seguir un poco más adelante en la obra de Foucault y averiguar si, más allá de su genealogía del poder, en los términos de su estética de la existencia vuelta hacia la auto perfección y autoafirmación del sujeto, no encontraríamos una pista que nos orientase en tanto clínicos.

EL ESTETICISMO COMO ESTRATEGIA DE RESISTENCIA E INNOVACIÓN POLÍTICA

EN EL EXCELENTE ARTÍCULO titulado "*O sujeito em Foucault: estética da existência ou experimento moral*", Jurandir Freire Costa (1995) examina las objeciones despertadas por los últimos trabajos de Foucault (1980; 1981) sobre la "ética del sujeto" en pensadores ligados al universalismo ético, como Charles Taylor (1989) y Rainer Hochlitz (1989); o ligados al neopragmatismo ético, como es el caso de Richard Rorty (1989). Para los universalistas, la idea foucaultiana de una estética de la existencia vuelta hacia la autoperfección y autoafirmación del sujeto, incluso intentando dispensar al sujeto de sus compromisos con los valores universales y con los principios humanitarios de las democracias liberales, acaba por reafirmarlos. Mejor sería haberse alistado en políticas de afirmación de las democracias liberales. Richard

Rorty, a su vez, no cree que pueda haber en Foucault cualquier suerte de compromiso con valores universales. Pero, comparte la lectura de que Foucault no habría sido suficientemente sensible con los principios y ganancias de las sociedades liberales.

Conforme demuestra Costa (1995), Taylor cree que, en sus formulaciones éticas, Foucault opera con fundamentos morales que no logra traer a la superficie. Foucault postula que la libertad de la auto-creación es mejor que la dominación y el sometimiento, pero no se preocupa de ofrecer justificación válida para esta elección. Al contrario, argumenta como si ocupase el lugar metafísico de crítico atemporal de la cultura y, en este sentido, entraría en franca contradicción con sus intenciones genealógicas. Además, al dar voz a los excluidos por los dispositivos de dominación, Foucault tácitamente caucionaría valores del humanitarismo moderno, como el deseo de preservar la vida, satisfacer las necesidades del hombre, aliviar sus sufrimientos. Aún así, no sería capaz de reconocer el mérito de las democracias modernas en el sentido de viabilizar la libre expresión de la crítica social. Rochlitz (1989, p. 290), de manera semejante a Taylor, acusa a Foucault de omitir en su teoría y práctica políticas "un contenido normativo e incluso una normatividad virtualmente universalista, cuando se refieren a una exigencia de autonomía de la persona y se oponen al sufrimiento injusto" (conforme con Costa, 1995, p. 122). Al contraponer a los dispositivos (de sometimiento de los individuos a las ideologías dominantes) una ética entendida en cuanto inversión en sí como forma de resistencia, Foucault apela a una idea de "sí mismo" que recordaría la noción de interioridad, a la cual supuestamente critica. En fin, para Rochlitz (1989), es como si Foucault condensase la estructura social de la cual, sin embargo, depende y sin la cual no tendría forma de pensar lo que pensó.

Richard Rorty (1989) también acusa a Foucault de no tomar en cuenta las conquistas de las democracias liberales modernas, indisponiéndose contra valores de los cuales, sin embargo, se

BIOPODER, TOTALITARISMO Y LA CLÍNICA DEL SUFRIMIENTO

sirve para emprender la crítica a las formas de sometimiento y dominación. Pero la diferencia de Taylor y Rochlitz, no admite que estos valores puedan ser considerados universales. Esto porque –conforme aclara Costa (1995, p. 124)– Rorty no cree en la existencia de valores universales, si por la expresión "se entiende un conjunto de postulados morales apriorísticos e invulnerables a la revisión histórica". Acaso tales valores existiesen, los universalistas aún tendrían que probar "cómo el acceso epistémico a las entidades transhistóricas puede estar al alcance de sujetos históricos". Para el neopragmatista Rorty, "los valores tenidos como necesarios y atemporales, por los universalistas, no son nada más que los valores del humanitarismo democrático moderno metafísicamente transferidos hacia el dominio de las entidades trascendentales" (apud Costa, p. 124). Para Rorty, luego, la crítica universalista contra Foucault es totalmente infundada. Las nociones de libertad, autonomía y respeto a la vida que Foucault emplea no son tributarias de las escuelas universalistas; son oriundas de la práctica lingüística de las democracias liberales, individuales y humanitarias – tesis con la cual, sin embargo, Foucault difícilmente concordaría. Incluso la tesis de que Foucault reincidiría en una concepción moderna de subjetividad como interioridad, es falsa. Para Rorty, lo que Foucault denomina subjetividad no es sino una referencia a la red de creencias y deseos postulada como causa interior de los actos lingüísticos. Y conforme a la interpretación de Costa (1995, p. 124), la cuestión de Rorty "no es la de saber si Foucault repite, inadvertidamente, las aspiraciones del sujeto del deseo y de la interioridad. Esta cuestión es secundaria. Más importante que esto es saber si su ética del sujeto atiende o no a los requisitos de la moral liberal y democrática defendida por el neopragmatismo".

En la evaluación de Rorty, la propuesta ética de Foucault no atiende los requisitos de la moral democrática defendida por el neopragmatismo. Y no porque considere tal moral como un acontecimiento cerrado. Sino porque la acuse de opresiva.

Ahora, de acuerdo con los universalistas, Rorty considera que Foucault "participa de la cultura del 'resentimiento', o sea, de la corriente intelectual que busca negar, subestimar o minimizar el progreso moral alcanzado por las democracias liberales de Occidente" (Costa, 1995, p. 125). Hay que reconocer, según Rorty, que las democracias liberales –no obstante sus impases y contradicciones internas– dieron derecho de ciudadanía a la principal responsable de los grandes cambios en la vida política y en la moralidad social, precisamente, las innovaciones culturales, de las cuales la propia obra de Foucault podría ser considerada una versión. Para Rorty, por cuanto pueden reescribir, de manera imprevisible, cual metáfora viva (Davidson, 1991), la vida de los sujetos, las innovaciones culturales, en la medida que se presentan como empresas históricas exitosas, pueden recrear los modos de vida y los sistemas morales, lo que justificaría la importancia de los artistas en general, especialmente escritores de ficción, poetas y novelistas. Ellos son todos experimentadores culturales, artífices de las subjetividades modernas y, por extensión, de las formas de vida moral de la sociedad. Sean ellos revolucionarios utópicos, ironistas liberales o poetas fuertes, en razón de sus metáforas vivas, los artistas reinventan el sujeto y el mundo. El ironista liberal, en especial, en razón de la duda que ostenta contra sí mismo, favorece la proliferación de nuevos experimentos morales que puedan enriquecer su existencia y la de los otros. Para Rorty, Foucault debería poder reconocer este mérito de las democracias liberales, que supieron acoger esta invención romántica, que es el deseo permanente de reescribir, encarnado por los artistas en beneficio de la creación de nuevos valores y subjetividades.

Lo que no significa que Rorty ignorase, en el experimentalismo romántico, la presencia de un "lado oscuro". Los inventores, en razón de sus idiosincrasias pueden hacer de los otros la ocasión de gratificaciones privadas, invirtiendo la lógica de la creación, como si la moralidad social debiese servir al interés personal. Aún así, las democracias liberales supieron inventar formas de lidiar con estas distorsiones, distinguiendo entre dos áreas de actuación del sujeto: el área privada, en la cual el sujeto es libre para crear lo que fuera posible, desde que tales creaciones no conspiren contra los valores que son considerados por los demás sujetos, valores comunes, y el área pública, en que el sujeto cela por la manutención de los intereses de la comunidad, desde que tal actividad no impida la aspiración a la autorrealización de los individuos.

Pues bien, según Costa (1995, p. 127), Rorty parte de esta lectura de las democracias liberales para decir que, al criticarlas, Foucault no hace más que lo que haría cualquier otro ciudadano libre, comprometido con su comunidad. Pero, a diferencia de este, Foucault no reconoce que la libertad para criticar esté asegurada exactamente por su participación en la comunidad. En cierto sentido, es como si Foucault hubiese sobrevalorado la experimentación individual a despecho de sus compromisos como miembro de la comunidad de los hombres y de las mujeres defensores de las libertades. Más valdría a Foucault reconocer que la libertad depende del equilibrio entre necesidades privadas y necesidades públicas. Tal como el ironista liberal, hay que comprender que la felicidad de uno no puede comprometer la justicia debida a todos.

Para Costa (1995, p. 128), todavía, la lectura de algunas entrevistas de Foucault publicadas en *Dichos y Escritos* (Foucault, 1980; 1981) entrega a los lectores argumentos suficientes para redargüir la tesis de Rorty. En primer lugar, porque el loable trabajo de Foucault junto a las instituciones psiquiátricas, presidios, grupos sin techo, para citar algunos, refuta cualquier sospecha de alejamiento del filosofo en relación a las fortunas e infortunios de su tiempo. Si es verdad que Foucault es reticente en relación a los méritos que podríamos conceder a los ideales humanitarios de las democracias liberales, esto no se debe a cualquier suerte de omisión política o insensibilidad en relación al dolor y a la humillación de los otros. Se debe antes, a la complejidad de las relaciones humanas investigadas y a la forma como ellas son retratadas por él: como sin escrúpulos para mostrar la crueldad de las relaciones de poder enmascaradas por complejos dispositivos de saber avalados por los aparatos ideológicos de las democracias liberales. Desde este punto de vista, a pesar del pesimismo, la praxis crítica de Foucault puede ser considerada una forma radical de compromiso con los anhelos políticos de la comunidad, entendidos no como valores universales, sino como efectos éticos de las innovaciones estéticas establecidas de modo diversificado y diversificador en los distintos contextos sociales, especialmente en aquellos considerados marginales.

Es cierto que el modo pesimista como Foucault lee las relaciones humanas, hace que no se confíe en las "buenas intenciones" de las democracias liberales. Además, aunque haya reconsiderado la idea de que los dispositivos disciplinarios son la única matriz de las subjetividades modernas, él continuó, como lo atesta Costa (1995, p. 128), defendiendo la tesis de que el impulso de dominación es "una disposición, por así decirlo, instituyente de la interacción entre los sujetos". Consecuentemente, difícilmente leeríamos en Foucault algo así como un elogio a los ideales de la comunidad. Esto no haría más que reforzar un dispositivo específico, por cuyo medio somos disciplinados a no ver la diferencia. Además, a partir del momento en que Foucault –así como los neopragmatistas– renuncia a los valores universales transhistóricos, no hay ninguna posición que pudiese valer por todas. Y la elección de Foucault fue justamente hablar a partir de aquellos lugares vueltos invisibles por los dispositivos de saber de la comunidad, considerándose que ni siquiera esta elección tuvo la pretensión de agotar todas las posibilidades de intervención en la comunidad. Por consiguiente, afirma Costa (1995, p. 130):

> pienso que, lo que Rorty no acepta es la redescripción del sujeto y de la vida relacional propuesta por Foucault. Esta redescripción, en mi opinión, no

BIOPODER, TOTALITARISMO Y LA CLÍNICA DEL SUFRIMIENTO

afecta en nada la "mínima moral" defendida por Rorty. Sin embargo, puede parecer una "redescripción forzada" para quien cree que las instituciones y los problemas con que lidiamos están en orden, bastando alterar, aquí y allí, lo que está enmohecido o haciendo mucho ruido.

Costa aclara su posición mencionando el modo como Foucault reescribe la noción de sexualidad. Según él, Foucault creía que "solo una cambio radical en la imagen de sujeto y de los modos de vida relacional podría deshacer ciertos atascos creados por la actual jerarquía moral de las sexualidades" (Costra, 1995, p. 130). En relación a la imagen de sujeto, Foucault se propone reinventar al sujeto a partir de la noción de estilo de vida o estética de la existencia basada en una crítica de los placeres y no del sexo. Es como si pudiésemos suspender las identidades creadas por el sistema de nominación prejuiciosa fundada en la hegemonía de los dispositivos de sexualidad y reinventar el sujeto a partir de la idea de placer. En una entrevista titulada *"O triunfo social do prazer sexual: uma conversação com Michel Foucault"*, citada por Costa (1995, p. 131), Foucault afirma (1982, p. 309):

Hacer escapar el placer de la relación sexual del campo normativo de la sexualidad y sus categorías; hacer, por esta misma razón, del placer el punto de cristalización de una nueva cultura, es, creo una abordaje interesante.

O entonces, en "Entrevista a Michel Foucault", el filósofo (1982, p. 662) reitera:

Fue solo a partir del momento en que el dispositivo de sexualidad se implantó efectivamente, es decir, en el momento en que un conjunto de prácticas, instituciones y conocimientos hizo de la sexualidad un dominio coherente y una dimensión absolutamente fundamental del individuo, fue en este preciso momento, sí, que la cuestión "Que ser sexual es usted?" se volvió inevitable [...]. Si bien que desde el punto de vista táctico importa en un dado momento poder decir 'Yo soy homosexual', es necesario, a mi modo de ver, a largo plazo y en el marco de una estrategia más vasta, colocar cuestiones sobre la identidad sexual. No se trata, entonces, de confirmar su identidad sexual, sino de rechazar el requerimiento de identificación con la sexualidad, con las diferentes formas de sexualidad. Es necesario rechazar satisfacer la obligación de la identificación por medio y con la ayuda de una cierta forma de sexualidad.

En ambos pasajes, Foucault es explicito en su propósito de establecer una redescripción inédita que pudiese contraponerse a la hegemonía del deseo sexual y séquito de identidades sexuales. Solamente la victoria de la autorrealización y autoperfección ante el sujeto sexual dominante podrá asegurar un modo de vida sin la violencia del prejuicio. Ya en relación a los modos de vida moral, Foucault (1982, p. 309) dice:

> Que en nombre del respeto a los derechos del individuo, dejemos que él haga lo que quiera, está bien. Pero si lo que se quiere hacer es crear un nuevo modo de vida, entonces la cuestión de los derechos del individuo no es pertinente. En efecto, vivimos en un mundo legal, social, institucional, donde las únicas relaciones posibles son extremadamente poco numerosas, extremadamente esquematizadas, extremadamente pobres. Existe, evidentemente, la relación de casamiento y las relaciones de familia, pero, ¿cuántas otras relaciones podrían existir, podrían encontrar sus códigos no en las instituciones sino en soportes eventuales? Esto no sucede en absoluto.

Y en los términos de Costa (1995, p. 131), "este modelo del sujeto sexualmente descentrado y vuelto hacia una ética o estética de los placeres, no tiene lugar en el imaginario de Rorty. El ironismo por él recomendado parece asustarse con las metáforas de Foucault". O, entonces, "Rorty entendió mal o se intimidó con la imaginación de Foucault. No puede ver que, en un cierto sentido, la conducta foucaultiana es más rortyana de lo que Rorty podría prever" (Costa, 1995, p. 135).

Y si ahora debiésemos volver a las cuestiones del ítem 'a', respecto al tipo de participación que nosotros, clínicos, podríamos

BIOPODER, TOTALITARISMO Y LA CLÍNICA DEL SUFRIMIENTO

emprender frente a aquellos que fueron sujetados por los dispositivos disciplinarios, tal vez pudiésemos seguir a Foucault y reconocer que, más allá de la crítica a las formas de poder, podríamos trabajar como agentes provocadores de acciones éticas volcadas al placer, a la autorrealización y autoperfección como forma de resistencia a la dominación impuesta por el sexo-rey y su corte de representaciones prejuiciosas. En alguna medida, es como si Foucault nos hubiese ayudado a comprender no sólo la causa del sufrimiento político –precisamente, el sometimiento al deseo del otro dominador–, sino también una estrategia política de intervención, que es la militancia en torno de una estética de la existencia dirigida al placer (y no al sexo). Se trataría de exhortar a nuestros consultantes, acompañados, en fin, individuos sujetados (al poder disciplinario y punitivo del representante del otro dominante) a emprender acciones creadoras cuya meta fuese no solo la reinvención de las formas de satisfacción, también la reinvención de las formas de contacto (con awareness) con los semejantes. El esteticismo no sería aquí –como en el caso de los ajustes neuróticos, banales y antisociales– una tentativa de engañar, vaciar o aniquilar al otro social, sino una tentativa de imponerse, frente a él, como una forma de socialización alternativa, diversa. ¿Pero esto será exequible?

LOS RIESGOS DEL ESTETICISMO FOUCAULTIANO

NO ES, PARA NOSOTROS, evidente que la militancia de los sujetos en torno a una ética de los placeres –dirigida a una estética de la existencia y no del sexo– pueda siempre hacer frente al otro social dominador. En primer lugar, porque ni siempre interesa o ni siempre es posible a los sujetos de acto la producción de nuevos deseos (por ejemplo, no sexuales). En segundo lugar, ni siempre el enfrentamiento al otro dominador es posible, en razón de la violencia con la cual tal enfrentamiento se establece.

El enfrentamiento al deseo del otro dominador es algo muy difícil de ser realizado. La dificultad puede no estar relacionada con la capacidad de enfrentamiento al otro dominador, sino a la imposibilidad de producir nuevos deseos, como sucede a veces a los sujetos de los ajustes de búsqueda (psicosis). Por eso, ni siempre la superación del sufrimiento político implica exhortar a alguien a crear nuevos deseos, al contrario, en el caso de los sujetos de las formaciones psicóticas, tal exhortación podría llevarlos al brote. Al final, ésta justamente demanda de los sujetos de las formaciones psicóticas participación en aquello que, en un primer momento, ellos son incapaces de participar, a saber, un deseo. Buena parte de las veces, tan o más importante que movilizar una productividad centrada en la autorrealización y autoperfección es simplemente ofrecer una escucha no demandante. O, entonces, se trata de ofrecer un espacio vacío, cual vacío fértil de la tradición budista, en que los sujetos, más que tomar parte en nuestras provocaciones políticas, puedan reconocer qué alianzas antropológicas en este momento les convienen. Por medio de esta escucha no demandante, no estamos descartando el enfrentamiento al otro dominador, apenas salvaguardando aquello que todo soldado que va al combate merece recibir: preparación. La escucha no demandante puede representar el apoyo que necesitan para volver a disfrutar de una identidad sin la cual no se sentirán habilitados siquiera a desear.

He ahí porque para hablar sobre los sujetos de las formaciones psicóticas, rechazamos el encuadramiento del psicótico como una subjetividad diferenciante, lo que significa decir, capaz de producir diferencia en el campo virtual de los deseos políticos. Si es verdad que los sujetos de las formaciones psicóticas introducen, en el seno de la comunidad, una diferencia, tal no significa que esta diferencia sea deseadora o deseable. Al contrario, el deseo por la integración del sujeto de las formaciones psicóticas es siempre exterior a las producciones psicóticas. Él tiene relación con el interés que alguien, otro, pueda tener en servirse de las formaciones psicóticas para enfrentar al otro social, para desen-

BIOPODER, TOTALITARISMO Y LA CLÍNICA DEL SUFRIMIENTO

cadenar una nueva percepción sobre la praxis social. Y aunque, desde el punto de vista antropológico, tal interés acostumbre beneficiar a los propios sujetos de las formaciones psicóticas, podría provocar en este una modalidad especifica de sufrimiento político, que es el brote.

En segundo lugar, es necesario considerar que el otro dominador se presenta a veces de forma tan violenta que se vuelve imposible cualquier tipo de enfrentamiento. Frente a esta violencia, por consiguiente, una estrategia esteticista puede ser tan ineficiente cuanto las respuestas neurótica y banal, o tan peligrosa cuanto la respuesta antisocial. El otro dominador puede imponerse de modo tan cruel, que ni siquiera la posibilidad de un contradiscurso político se vuelve posible a los sujetos sujetados. La crueldad es tal que desencadena, en estos sujetos, un sentimiento de terror, el terror frente a la inminencia de la muerte. Es lo que viven los encarcelados en ciertas instituciones psiquiátricas, los presidiarios de la casi totalidad de los sistemas penales públicos, los aprisionados en históricos de sometimiento a tratamientos químicos. Aunque, algunas veces –como bien mostró Foucault en su magnífico trabajo sobre el sistema carcelario y sobre las instituciones psiquiátricas– los sujetos sujetados pueden manifestar ahí, una diferencia que se puede oír, una reacción organizada al uso criminal que el otro dominador hace de las leyes y de la "terapéutica" de rehabilitación; otras veces, estos mismos sujetos son sometidos a una violencia "al cuadrado", a punto de no disponer siquiera del propio cuerpo, totalmente sujetado a la violencia generalizada de los motines y de las represiones aniquiladoras, sean ellas físicas o químicas (como en el caso del uso ostensivo de medicaciones psiquiátricas). Imposibilitados de deliberar sobre el propio cuerpo, quedan totalmente privados de la principal representación con la cual podrían desear libertad, reacción, inclusión etc. Ya no podemos decir que haya ahí sujetos sujetados al deseo del Otro dominador. Hay tan solamente cuerpos desnudos, desprovistos de la condición de sujetos de actos, en cuanto reducidos a objetos de uso por las múltiples formas de terror. El sufrimiento aquí ya no es político: imposibilidad de disponer de identidades en razón del deseo del otro dominador. El sufrimiento ahora es ético: violación de la intimidad de los hábitos y de los afectos en provecho de los deseos del otro dominador. Y es una intervención esteticista –caso tuviese efecto– no haría más que multiplicar las dificultades, como una suerte de violencia "al cubo". No bastase el confinamiento, el riesgo de la generalización de la violencia, el cuerpo desprovisto de su condición de sujeto agente necesita incluso, responder a los motivos políticos de terceros. En estos casos, más vale una atención no demandadora, como si nuestra mera presencia o intermediación solidaria pudiese significar para los sujetos en sufrimiento político una mínima seguridad, el rescate de valores mínimos, como la integridad física, el contacto con familiares. Es como si nuestra intervención solidaria pudiese valer como una tregua frente a la amenaza, la posibilidad de participar de un mínimo de realidad, de un mínimo soporte para recomenzar el combate, combatir por la propia vida.

He ahí en qué sentido, desde el punto de vista antropológico, ahora para hablar del sujeto del sufrimiento político, nosotros recurrimos a Foucault, no tanto para hacer eco de su defensa de una racionalidad estética, desinteresada de la tarea metafísica de fundamentar la identidad, sino para admitir que el pedido de protección, de defensa, de representación, es una creación que diversifica, apenas establecida en el plano de la realidad; en el plano de la realidad de la cual los sujetos sujetados fueron excluidos. No se trata de decir que el sometimiento pueda provocar un deseo de reacción infinito, apenas decir que, en el pedido del cuerpo desnudo se abre la posibilidad (y no la virtualidad) de una solidaridad infinita. El objeto de esta solidaridad infinita, sin embargo, no es un deseo político, sino una acción ética, la acción ética de acogida a la desnudez de una vida ahora desprovista de los valores y representaciones que constituyen su identidad social.

4. El totalitarismo y la insuficiencia ética del otro social: una lectura a partir de Giorgio Agamben

INTRODUCCIÓN

Como vimos, a veces, la violencia del otro dominador va mucho más allá de subordinar, a su interés político, las representaciones sociales compartidas por los sujetos de actos. Más que hacer uso (político) de estas representaciones, el otro dominador también las puede aniquilar. De esta forma, él destituye al otro social por cuyo medio los sujetos de actos podrían reflejarse como sujetos, para así lidiar apenas con cuerpos desnudos, de los cuales dispone como objetos. He ahí por qué, antes, nosotros conjeturamos –como una tercera causa para el desencadenamiento del sufrimiento– la presencia de un deseo soberano, el cual, más radicalmente que dominar al otro social, más radicalmente que transformar las representaciones sociales en dispositivos de satisfacción del deseo de poder, ahora aniquilaría las representaciones sociales, para así disponer de la desnudez de los actos y respectivos hábitos. Así despojados de sus representaciones, los sujetos de actos no serían más que cuerpos sin lugar social, sin posibilidad de reconocimiento e interlocución. Vivirían en estado de sufrimiento ético.

Para mejor establecer esta tercera causa de la aniquilación del otro social – y consecuente instauración del sufrimiento ético, nosotros recurrimos a la obra *Homo Sacer: el poder soberano y la vida desnuda*, publicado en 1995 por Giorgio Agamben. En ella su autor investiga la génesis y los efectos de la instauración de lo político en cuanto una forma de poder soberano. Por abarcar el monopolio de la decisión, el poder soberano dispone sobre la vida desnuda de los cuerpos empíricos conforme su propio interés. Este es el caso de las formas de exterminio en los campos de concentración, en las prácticas de eugenesia y de eutanasia forzada (desarrolladas, por ejemplo, por el Tercer Reich); este es el caso de las formas totalitarias y policiales de dominación presentes en los Estados Modernos que gobiernan en régimen de excepción y para los cuales cualquier ser humano es sospechoso de conspiración.

Pensar cuál podría ser el lugar que el clínico gestáltico ocuparía frente al sufrimiento ético es la tarea que tenemos al frente.

MÁS ALLÁ DE FOUCAULT

Es el propio Giorgio Agamben (2004, p. 2) quien admite que, al ocuparse de la cuestión de la génesis y de los efectos del poder soberano en su relación con la vida desnuda, su método es "arqueológico y paradigmático en un sentido muy próximo al de Foucault, pero no completamente coincidente con él"[4]. Agamben no solo confiesa haber aprendido mucho con el método de Michel Foucault, lo cual, según aquel, "es la única vía de acceso al presente", sino también admite haber tomado para sí la tarea de hacer la arqueología de estos dos campos ignorados por Foucault: el derecho y la teología. En cierta medida, la tetralogía titulada *Homo Sacer* (Agamben, 1995a) es la realización de aquella tarea, lo que explica la fuerte presencia de Foucault ya en el primer volumen de *Homo Sacer*: el poder soberano y la vida desnuda. Para tratar de la temática del poder soberano y de la vida desnuda, el filósofo italiano parte de la problemática foucaultiana de la biopolítica. Como vino a decir en *Signatura rerum*; sobre el método (Agamben, 2008, p. 42), más allá del bies metodológico, eminentemente arqueológico, hay que reconocer una secuencia entre la problematización foucaultiana (de la biopolítica) y la investigación de la génesis y de los efectos del poder soberano en su relación con la vida desnuda (establecida en *Homo Sacer*, 1995a). Lo que no significa que haya entre los dos autores una misma forma de comprender el poder biopolítico.

La noción de biopolítica cumple en Foucault la función de pensar la creciente animalización del hombre en los tiempos modernos. En el capítulo quinto ("Derecho de muerte y poder sobre la vida") del primer volumen de la *Historia de la sexualidad* (1976), Foucault hace el comentario de la definición aristotélica de hombre como animal político (*zôion politikón*). Según él, el hombre permaneció durante milenios siendo concebido tal como Aristóteles lo hiciera: "un animal viviente y, además de eso, capaz de existencia política". La vida política, en alguna medida, superaría la animalidad en beneficio de los intereses de la comunidad. Pero, en su versión moderna, el hombre pasó a ser comprendido como "un animal en cuya política está en cuestión su vida de ser viviente" (Foucault, 1976). Es como si la modernidad, por medio de sus dispositivos de vigilancia y subjetivación, hubiese invertido la fórmula aristotélica (1977-1978; 1978-1979). Al elegir, como objeto de interés primero, el control sobre la animalidad de los cuerpos biológicamente definidos, los dispositivos de poder harían sucumbir la dimensión política de la comunidad. Las diferentes formas de control de lo biológico se impondrían a lo político, desencadenando un proceso de sometimiento de los cuerpos a que Foucault denomina de biopolítica.

Para Agamben (1995a), sin embargo, Foucault podría haber profundizado considerablemente su análisis, caso hubiese incluido una investigación sobre las experiencias de exterminio promovidas por el régimen nazista. Ésta habría facilitado la comprensión sobre aquello que articularia los dos aspectos del biopoder en los cuales Foucault había trabajado hasta allí, cuáles sean estos dos aspectos: por un lado, el estudio de las técnicas políticas (como ciencia de la vigilancia) con las cuales el Estado asume e integra en su esfera de cuidado la vida natural de los individuos; por otro, el estudio de las tecnologías del yo, con las cuales se opera el proceso de subjetivación que lleva al individuo a vincularse a la propia identidad y a la propia consciencia y, conjuntamente, a un poder de control externo (Foucault, 1978-1979). Es verdad que Foucault se negó a unificar estos dos aspectos en una teoría unitaria. Pero si hubiese tomado en cuenta las experiencias en los campos de exterminio durante la Segunda Guerra Mundial habría comprendido que las técnicas políticas de vigilancia de la vida natural y las tecnologías del yo son dos aspectos del mismo agente, que es el poder totalitario de un soberano, para el caso, el nazismo. En este sentido, Agamben se resiente con Foucault porque jamás se haya encontrado con Hannah Arendt. La lectura de *Eichman en Jerusalén* (Arendt, 1963), ciertamente habría llevado a Foucault a ocuparse de la problemática del nazismo y de los campos de exterminio. O, principalmente, la lectura de los textos anteriores habría llevado a Foucault a reflexionar sobre la tendencia totalizadora de las sociedades modernas. Este es el tema, por lo demás, de las primeras obras de Hannah Arendt, especialmente de la obra *La condición humana* (1958). En ésta, la autora consiguió mostrar que la decadencia del espacio público en los días de hoy está estrechamente ligada a una tendencia totalizadora de la sociedad moderna concebida en torno al *homo laborans*. Conforme con esta tendencia, para el éxito del trabajo, la vida biológica debería tener primacía en relación a la acción política. Al contrario de Foucault, para Hannah Arendt, no se trata de decir que la política sucumbió a lo biológico; sino que la economía-política elevó lo biológico a la condición de antropología dominante. Agamben, sin embargo, se sorprende con el hecho de que Hannah Arendt jamás haya vinculado esta tendencia de la economía-política moderna (de elevar la biología a la condición de antropología dominante) a las tesis que ella misma elaboró para pensar, años

BIOPODER, TOTALITARISMO Y LA CLÍNICA DEL SUFRIMIENTO

más tarde, el poder político totalitario de los nazistas (Arendt, 1973). En otras palabras: es como si, en *¿Que es la Política?*, Hannah Arendt (1975) hubiese suspendido cualquier perspectiva biopolítica, privándose de pensar la relación posible entre la antropología biologizadora de la economía-política moderna y el concepto de estado practicado por los nazistas.

He ahí porque, en *Homo Sacer*, Agamben (1995a) propone una especie de dialogo entre el pensamiento de Foucault y de Hannah Arendt, intentando así mostrar, más allá de las tecnologías de vigilancia y de subjetivación pensadas por Foucault, y más allá de la totalización antropológica pensada por Hannah Arendt, una tendencia totalizadora que, en el propio campo de la biopolítica, uniría aquellas tecnologías y la antropología biológica de los tiempos actuales. En tanto, Agamben (1995b) recurre a los análisis hechos por Guy Debord (1967) sobre la existencia de un poder mediático espectacular capaz de reunir, en sí, lo público y lo privado como uno sólo tipo de gestión, la cual vuelve imposible distinguir entre tecnologías subjetivas y técnicas políticas. Pero, ¿qué gestión totalizadora es esta? ¿En qué sentido ella es biopolítica?

Con el propósito de responder a esta pregunta, Agamben (1995a) vuelve a la definición aristotélica para mejor distinguir los dos términos griegos que Foucault tradujo inadvertidamente como "vida": *bíos* y *zoé*, la vida política y la vida desnuda (*blossleben*). Conforme Agamben (1995a), Foucault se equivocó al imaginar que, en la actualidad contemporánea, la vida desnuda (*zoé*) se impuso a la vida política (*bíos*). Para probar esto, Agamben toma del filosofo alemán Walter Benjamin (1971) la tesis de que, en los tiempos modernos, el estado de excepción se volvió la regla, para entonces decir que, en dirección contraria a la ascensión de la vida desnuda (*zoé*) a la vida política (*bíos*) conforme arbitraba Aristóteles, o al contrario de una sumisión de la política (*bíos*) a la vida desnuda (*zoé*) conforme a lo que pensaba Foucault, en los días de hoy, es la vida política (*bíos*) la que se iguala a la vida desnuda (*zoé*). En otras palabras, es antes la vida política –al autorizarse a suspender, como medida de precaución frente a las amenazas, los derechos políticos de quienquiera que sea– la que se vuelve vida desnuda (*zoé*). Lo que significa decir que, al legislar en régimen de excepción, imponiéndose más allá de todo derecho político individual, la vida política se animaliza a sí misma, desencadenando un estado de indistinción entre lo político y lo animal. De donde se sigue, para Agamben, que la tarea de una reflexión política sería, en adelante, desvelar (en los términos de Martin Heidegger, 1927) la presencia de esta forma de poder que se autoriza a regir en estado de excepción (conforme con Walter Benjamin, 1971). Agamben denomina a esta forma de poder "poder soberano". Es él el responsable de la producción del cuerpo biopolítico y del estado moderno. Es él el fundamento oculto sobre el cual reposaba todo el sistema político que lo trae a colación en la modernidad. He ahí por qué Agamben dirá que la decadencia de la democracia moderna coincide con la emergencia de los estados totalitarios en las sociedades posdemocráticas espectaculares. Con el advenimiento del nazismo y del fascismo, no hay más política propiamente dicha. ¿Podremos algún día reinventarla? ¿Esta reinvención sería pautada por la propia vida política (*bíos*)? ¿O sería una reinvención a partir de la vida desnuda (*zoé*)? Volveremos con estas cuestiones en el inicio del próximo capítulo.

PODER TOTALITARIO Y VIDA DESNUDA

AGAMBEN TOMA DE CARL Schmitt (1931) la definición de soberano como aquel que está, al mismo tiempo, dentro y fuera del ordenamiento jurídico: dentro por cuanto representa el estado de derecho que el ordenamiento jurídico regula; fuera por cuanto tiene el poder de proclamar el estado de excepción, de suspender la validez de la ley en defensa del propio estado. De donde Agamben (1995a, p. 23) infiere que reposa en la capacidad del soberano para suspender el ordenamiento jurídico, el fundamento del propio estado de derecho. Es porque puede suspenderlo por lo que el soberano puede fundarlo. Lo que implica, además, la paradoja de que aquel que declara que no es ningún fuera de la ley está, él mismo, fuera de la ley. El soberano, en estos términos, es el monopolio de la decisión ejercida en estado de excepción.

Conforme Agamben (1995a, p. 25), "el estado de excepción no es [...] el caos que precede al orden, sino la situación que resulta de su suspensión". Se trata, incluso, de un procedimiento jurídico válido para los casos extremos, extraordinarios, raros, como el estado de sitio en naciones que estén pasando por grandes dificultades. Una vez contornada la dificultad, el estado de derecho debería ser naturalmente restablecido. Es lo que aconteció, por ejemplo, en la Alemania de Weimer, la cual –según Agamben (1995a, p. 174)– proclamó el estado de excepción varias veces, viniendo después a restablecer los derechos individuales a los ciudadanos. Sin embargo, así que tomaron el poder, incluso sin usar la expresión *Ausnahmezustand* (estado de excepción), los nazis suspendieron los artículos de la constitución alemana que aseguraban las libertades personales, manteniendo esta suspensión hasta el final de la Segunda Guerra. En razón de esto, podían justificar las *Schutzhaften* (custodias protectoras) en relación a los enemigos del estado alemán. Inspirados en los estadounidenses –que inventaron la noción de "campo" para designar la existencia de espacios territoriales inmunes a la Constitución Liberal estadounidense, y por eso pudiendo ser transformados en cautiverios indígenas con ocasión de la conquista del oeste–, los alemanes segregaron a los judíos en campos de exterminio. Y para Agamben (1995a, p. 27), desde entonces, no obstante la derrota de los nazis, en todas partes del mundo, la comprensión de que el estado de excepción le es necesario a la existencia del estado de derecho, "emerge siempre más al primer plano y tiende, por fin, a volverse regla". En la excepción, según Agamben (1995a, p. 24), se produce una peculiar "exclusión", por cuanto, "aquello que es excluido no está, por causa de esto, absolutamente fuera de relación con la norma; al contrario, esta se mantiene con aquella en forma de suspensión". Incluso que yo hubiese sido excluido del estado de derecho, incluso que mis derechos civiles hubiesen sido suspendidos, aun así yo continúo a merced del poder soberano del derecho, que puede decidir matarme. De algún modo, según la formulación de Agamben, "la norma se aplica a la excepción desaplicándose, retirándose de esta", dejando desprotegido a aquel que antes podía ser ciudadano, pero que ahora, por haber sido considerado excepción, no tiene derecho a nada.

Aún para Agamben (1995a, p. 34), uno de los problemas que surge de esta vinculación del estado de derecho al estado de excepción es la indistinción entre el derecho y la violencia. O, entonces, desde el punto de vista soberano, la instauración de lo político se vuelve totalmente indiferente al principio de la sacralidad de la vida. Agamben (1995a, p. 74) retoma entonces los análisis de Benjamin (1971, p. 147) sobre la falsedad de las tesis que afirman que la instauración de los estados modernos está basada en la observancia de la sacralidad de la vida. Benjamin (1971, p. 141) recuerda la formulación de Kant p. (1785, p. 78), según la cual: "cualquier derecho en sentido estricto (*iusstrictum*) incluye la posibilidad de un uso enteramente reciproco de coacción, que es compatible con la libertad de todos de acuerdo con leyes universales". En este sentido, hay que notar que la instauración de lo político siempre estuvo asociada a la violencia. En el caso de los discursos políticos de ayuda mítica, no es el respeto a la vida, sino el recurso a la violencia lo que es mencionado como medio para alcanzar aquello que es puesto como fin de la política, a saber, la instauración del derecho. Es verdad que, así puesto, el derecho podría parecer un fin independiente de la violencia. Sin embargo, por cuanto el acceso al derecho mítico, para los sujetos que a él se rindieron, implica la expiación de los mitos anteriores, dado que, para estos mismos sujetos, esta expiación es un acto violento, hay que admitir una íntima relación entre la violencia y el derecho. En otras palabras, el derecho (ofrecido por un mito en particular) exige la aniquilación de las otras formas de poder mítico veneradas por determinado sujeto (Benjamin, 1971, p. 142). Ya en los discursos políticos fundados en lo sagrado, en la figura de una divinidad omnipotente y "generosa", la violencia queda disimulada por una condición especial, que es el perdón ofrecido por la religión a los paganos. Se impone a los paganos la posibilidad de la conversión, como si estos comportasen una culpa de principio para la cual la religión sería una especie de cura (aparentemente sin necesidad de expiación). Sin embargo, Benjamin alerta (1971): bajo la máscara de una invitación a la adhesión voluntaria, se esconde una violencia contra la libre elección. Aquí también el derecho está fundado en la violencia, en una violencia que convierte la vida desnuda (*blossleben, zoé*) de cada cual en una culpabilidad inescapable. En tesis, lo que es pensado como sagrado es el hecho de que esta vida desnuda sería una existencia situada en un lugar más alto, digno de salvación, lo que es, para Benjamin (1971, p. 174), totalmente falso, una vez que la salvación no es sino la sumisión al dominio de lo sagrado.

En la huella de Benjamin (1971), Agamben recurre al tratado *Sobre el significado de las palabras*, del romano Festo (apud Agamben, 1995a, p. 79), tomando prestado de él la expresión "*homo sacer*", la cual designa la figura de un hombre que, por el horrible crimen que cometió, perdió el derecho de ser sacrificado, lo que significa decir que perdió el derecho de ser juzgado y llevado a la muerte por el rito compartido por los "*homini sacri*" (hombres sagrados). En otros términos: se trata de un hombre sacro, como cualquier otro, pero que, como consecuencia del crimen cometido, fue eliminado, tanto del espacio sagrado (que le aseguraría derecho) cuanto del profano (del cual podría entonces ser salvado por la oferta de conversión). O, incluso, se trata de un hombre sacro excluido tanto del espacio jurídico cuanto del espacio de las costumbres. Como consecuencia, su muerte se volvió no punible: cualquiera puede matarlo sin necesitad de responder por este acto. Lo que, por fin, permitió a Agamben encontrar una primera formulación del estado de excepción, como si, frente al *homo sacer*, cada cual pudiese actuar fuera de la ley, sin ser castigado por la ley, en régimen de excepción. En las palabras de Agamben (1995a, p. 92-93):

> [...] la sacralidad es, sobre todo, la forma originaria de la implicación de la vida desnuda en el orden jurídico-político, y el sintagma *homo sacer* nomina algo como la relación 'política' originaria, o sea, la vida en cuanto, en la exclusión inclusiva, sirve como referente a la decisión soberana [...] ella es [...] la formulación política original de la imposición del vínculo soberano.

El régimen de excepción, por lo tanto, es una especie de soberanía que se ejerce frente a aquel que fue excluido de lo sagrado, cual homo sacer. Y el *homo sacer*, a su vez, es aquel que es obligado a someter su vida desnuda (*zoé*) al poder soberano. Él es el judío sin ninguna posibilidad de defensa frente al funcionario nazi, autorizado por el régimen de excepción a actuar como soberano, decidiendo por la vida sin por eso ser juzgado o castigado. Él es el casi ciudadano, despojado de cualquier asistencia o prerrogativa, que vive al margen de la ciudadanía en las ciudades globalizadas, especialmente en el tercer mundo, como si su vida desnuda, despojada de cualquier representación social, fuese una amenaza que justificase acciones discriminatorias, de exclusión social, de aniquilamiento y exterminio.

Tal vez, de todas las formaciones sociales, aquella que mejor ilustra la relación existente entre "excepción soberana" y "*sacratio*" sea la prisión. Agamben, más una vez, referencia a Foucault (1979a, p. 73), para quien "la prisión es el único lugar donde el poder puede manifestarse en estado puro en sus dimensiones más excesivas y justificarse como poder moral" de la manera más "arcaica, más pueril, más infantil". Conforme a la interpretación de Agamben (1995a, p. 92), nosotros podemos encontrar, en la pri-

BIOPODER, TOTALITARISMO Y LA CLÍNICA DEL SUFRIMIENTO

sión, el "espacio político originario en estado puro". O, incluso, encontramos allí la matriz desde donde podemos comprender el funcionamiento de los estados totalitarios (que son aquellos que operan en régimen de excepción). En la prisión, el soberano (que es aquel que ejerce su poder en los "*homini sacri*") fuerza al "*homo sacer*" (que es aquel sometido a cualquier persona que ejerce la soberanía) a la más cruel de las exposiciones, cual sea esta, la exposición de su ser (*hâplos*), ahora despojado de las representaciones sociales con las cuales podría valer en cuanto hombre, mujer, ciudadano, como también en cuanto viviente deseador, agente político. Así desnudado, el ser –que para nuestra interpretación corresponde al universo de los hábitos que emergerían en respuesta a las demandas sociales por excitación– quedaría a merced de la violencia gratuita de las múltiples versiones del poder totalitario (preséntese él en una política de estado, en las guerras entre grupos criminales, en el asistencialismo social y psicológico no comprometido con el sufrimiento ético de los sujetos prisioneros). Diferentemente de Foucault, sin embargo, Agamben no cree que el poder, al sujetar a los sujetos, acabaría por convertirlos en agentes diversificantes, transgresores de las políticas de dominación a la que estarían sujetados. El pesimismo de Agamben es aún más radical que el de Foucault, o por lo menos no tan romántico, una vez que el sometimiento impuesto por el soberano no se limita a las posibilidades políticas de los sujetos; incluye también la muerte de los propios sujetos, la transformación de las representaciones sociales (especialmente la representación sobre el propio cuerpo) en algo "exterminable" – lo que caracteriza, como dijimos antes, una violencia ética. Es como si, frente a los requerimientos totalitarios que amenazan no solo nuestros deseos y representaciones sociales, sino nuestra condición de sujeto de actos (condición esta vivida en los términos de una corporeidad actual, pero también inactual, formada por toda suerte de hábitos impersonales), nosotros no tuviésemos alternativas políticas, por cuanto todas las formas políticas son cómplices de la excepción totalitaria.

Y la cuestión que nosotros debemos colocar, más que enjuiciar la razón de Agamben contra Foucault, o sobre la equivocidad de las generalizaciones de Agamben –las cuales desconstruyen la posibilidad de una concepción de justicia política, por cuanto toda política está fundada en la arbitrariedad de la excepción soberana– es saber si todavía ¿es posible constituir un dominio o región de relaciones intersubjetivas (de contacto) en que, más allá de la política (especialmente de la política descrita en los términos de Agamben), nosotros podríamos ocuparnos del sufrimiento, ahora ético, de aquellos que convalecen en las prisiones, en las instituciones manicomiales, en los campamentos de inmigrantes y fugitivos políticos, en los campos de explotación sexual a que muchas mujeres o niños están sometidos, en los bolsones de pobreza desparramados por el mundo alrededor de los grandes centros económicos?

5. Sujeto del sufrimiento: lo otro

Si debiésemos volver a la cuestión tratada algunos párrafos más arriba, sobre la posibilidad de reinvención de lo político, si tal reinvención se debería establecer a partir de lo político (*bíos*) o de la vida desnuda (*zoé*), talvez fuese más prudente asumir que esta es una cuestión que trasciende nuestra posibilidad, al menos por ahora. De todos modos, creemos, a partir de una práctica empírica establecida en régimen clínico, que la acogida ética a la vida desnuda (*zoé*) tiene efectos políticos –cínicos queremos creer– pero, especialmente, efectos antropológicos junto a los sujetos victimados por los requerimientos totalitarios de la excepción soberana. Aunque no podamos decir (contra Agamben, lector de Heidegger) que tal acogida constituya lo originariamente político, podemos al menos decir que lo político encuentra en las prácticas de acogida ética a los sujetos excluidos algo más originario, aunque contingente y fugaz, sin pretensión de constituirse como una institución o política pública. Se trata de la gratuidad, entendida, al mismo tiempo, como modo de donación al otro y forma cínica de enfrentamiento a la excepción soberana. ¿Qué entendemos aquí por gratuidad y por cinismo? Y ¿Cómo están articulados entre sí?

ACOGIDA ÉTICA Y GRATUIDAD

Cuando mencionamos la idea de una acogida ética a la vida desnuda como una forma de posicionarse frente al ineludible fracaso de la justicia política fundada en la excepción soberana de los Estados democráticos modernos, no pretendemos seguir a Foucault en su proposición de una estética de la existencia dirigida hacia la autoperfección y autoafirmación del sujeto. El punto no es reinventar al sujeto a partir de la noción de estilo de vida o estética de la existencia basada en una ética de los placeres y no del sexo. Tampoco suspender la atención que se ejerce sobre el otro en provecho de un cuidado ejercido *sobre, para* y *en sí* mismo, en fin, en el dominio, cuidado y donación de sí mismo. Esta tesis foucaultiana en mucho nos recuerda la propuesta ética de la segunda enseñanza lacaniana – de acuerdo con la cual lo importante en un lazo social es poder despejar la posición del otro, disminuir su importancia para mí, operar con su inconsistencia a favor de un gozo unario, fundado en el propio cuerpo, fuera de la relación, incluso porque, para Lacan (1972), "la relación sexual no existe". Ambas tesis, todavía, como alertó Agamben, ignoran la fuerza del soberano – o si quisieren, el gozo del soberano. Este se impone a las ascesis gozosas individuales y a las versiones modernas del estoicismo con la misma crueldad, por ejemplo, que los militares norteamericanos en el tratamiento prodigado a los presos políticos en Guantánamo. Por esta razón, no se trata de combatir al otro soberano a cielo abierto, tampoco de ignorarlo por medio de una redescripción estética o gozosa de nosotros mismos. Se trata, tal vez, de crear asociaciones, lazos, sociedades con la vida desnuda (*zoé*) de las víctimas de la excepción soberana, en los moldes de la atención que Foucault destinaba a los locos, sin techo y presidiarios; pero sin la pretensión foucaultiana de leer, en estas conexiones marginales, al margen de este otro "marginal" que es el soberano poder, una reinvención de la política, una nueva formulación para el deseo. Inspirados en la práctica de Foucault, pero disociados de los "ideales" políticos foucaultianos, creemos que la acogida a la alteridad que se muestra en la vida desnuda destapada por la excepción soberana tal vez establezca un tipo de ligazón insonda-

BIOPODER, TOTALITARISMO Y LA CLÍNICA DEL SUFRIMIENTO

ble por parte de la justicia política, la ligazón en que no reclamamos adhesión a ningún significante político de nuestro deseo, en que no operamos con ningún deseo (político), solo con la gratuidad de la experiencia de contacto (sin *awareness*). ¿Pero que entendemos aquí por gratuidad?

En *El Erotismo*, Georges Bataille (1987, p. 90), afirma que si "el crecimiento sucede en provecho de un ser o de un todo que nos sobrepasa, ya no se trata de un crecimiento, sino de una *donación*". Aun según Bataille, "para aquel que la hace, la donación es la *pérdida* de su ser". Sin embargo, "aquel que da se reencuentra en aquello que da, pero primeramente él debe dar; primeramente de forma más o menos total, es necesario que él renuncie a aquello que, para la unidad que lo recibe, significa crecimiento". Inspirados en Bataille (1992), afirmaremos que la gratuidad es este crecimiento que opera como donación. Es una forma de dirigirse al otro que no carece de teleología, puesto que no tiene necesidad de afirmar algo como un fin a ser alcanzado, sea ello la justicia política, el poder o una recompensa. Es verdad que, para quien dona, el crecimiento ajeno es algo importante. Sin embargo, incluso así, el crecimiento que importa es el ajeno, es el crecimiento de aquello que no se es, de aquellos con quien jamás coincidiremos, aunque en él nos podamos reconocer *a posteriori*. Desde el punto de vista de quien dona, lo que realmente importa tiene relación con el perderse, con el perder su ser. Y si este acto, en alguna medida, implica el surgimiento del otro, el otro que surge ya no es el ser que se donó. De donde se sigue que, en el acto de perderse, no hay exactamente un propósito, al menos un propósito determinado que pudiese ser ratificado por lo otro. Incluso porque el otro que surge es siempre diferente de lo que se podría saber (a partir de las representaciones sociales disponibles) o se podría esperar (en la forma de un deseo); lo que hace de cada perdición a favor de lo otro un acto gratuito (Bataille, 1975).

Pues bien, para aquel que ejerce este "poder de perder y donar" (Bataille, 1987, p. 91), lo cual define para nosotros la

79

gratuidad, no hay, de hecho, poder sobre el otro, no hay poder de matanza sobre el otro. Hay, cuando mucho, capacidad de desconstrucción de los propios deseos y de las representaciones sociales disponibles a favor de aquello que ningún deseo puede anticipar, o de aquello que ninguna representación social puede recuperar, precisamente, el otro sí mismo. A su vez, el otro que emerge a partir de la gratuidad ajena no emerge en nombre de una condición, promesa, o expectativa. En razón de eso, él no emerge maculado por una deuda, como si adeudase su ser a algo que lo hubiese precedido o favorecido. Entre el sujeto gratuito y el otro puede haber sorpresa y gratitud, donación y presente, pero no inversión y falta que pudiese justificar la cobranza de derechos y la matanza. Y la consecuencia más importante de esta forma vincular gratuita es que, tanto para el sujeto de la gratuidad cuanto para el otro, no es necesaria la caución que el soberano pueda ofrecer. Entre el sujeto de la gratuidad y el otro no es necesaria la justicia de un estado de derecho, pues no hay derechos en cuestión. En un plano ético, de acogida gratuita a aquel que se muestra otro, en la medida en que las demandas por algo perdido o encontrable no son importantes, los deseos políticos no se hacen necesarios.

Es lo que sucede en las relaciones vinculares de cuidado y de amistad, en que las acciones valen por ellas mismas y no por cuenta de una virtualidad, que buscarían más allá de lo que estuviesen efectivamente perdiendo y donando. En estas relaciones, la soberanía del derecho ejercido en estado de excepción, como garantía exterior de la validez comunitaria de las leyes de justicia, no cumple más función. Lo que no impide que estos sujetos vinculados por los actos de gratuidad no puedan, en algún momento, reclamar un representante para lo que perdieron al donar, o un representante de lo que recibieron al vincularse. El pasaje para esta dimensión simbólica, del orden de la representación de lo que se perdió o emergió, abre la dimensión política y sujeta a ambos a aquello que pudiese asegurar lo político propiamente dicho, sea

BIOPODER, TOTALITARISMO Y LA CLÍNICA DEL SUFRIMIENTO

eso un ideal de justicia o el carácter de excepción que se requiere de aquel que, según Agamben, representa el estado de derecho. Volvemos entonces a la condición de sujetos no solo sujetados (como pensaba Foucault), pero, tal vez, desnudados frente a la excepción soberana que funda el estado de derecho (según Agamben), con la diferencia de que ahora sabemos que, por la gratuidad, siempre podemos saltar fuera de aquello que justificaría la matanza, o sea, de la justificación del "derecho" como consecuencia de una "deuda" debida o cobrada a el otro. Se trata de una estrategia "cínica" en relación al poder político, pero no menos politizada, dado que la suspensión de lo político es una prerrogativa del saber donar, del ser capaz de actuar con gratuidad.

CINISMO COMO FORMA DE SUPERVIVENCIA
FRENTE A LA EXCEPCIÓN SOBERANA

CUANDO NOS REFERIMOS AL cinismo político desencadenado por la gratuidad necesitamos aclarar, al menos hacer algunas distinciones en relación a la forma como el cinismo es entendido en el lenguaje cotidiano, o en las formulaciones teóricas de autores como Peter Sloterdijk (en su *Crítica de la razón cínica*, 1989) y Jacques-Alain Miller (en su texto *De la naturaleza de los semblantes*, 2001), por ejemplo. En lo que hace relación al entendimiento vulgar sobre lo que es el cinismo, creemos que Slavoj Zizek (1992, p. 60), en un texto titulado *Ellos no saben lo que hacen*, da voz a las representaciones sociales dominantes: "el Cinismo es la crítica popular, plebeya, de la cultura oficial, que funciona con los recursos de la ironía y del sarcasmo". Se trata de la supervivencia de la actitud resignada del campesino de la Edad Media, el cual, según Maria Aparecida Leite (2003, p. 37), "cantaba en la cocina o en las fiestas carnavalescas canciones burlescas y satíricas sobre su 'Señor', pero continuaba manteniendo obediencia servil a este mismo Señor: gran Otro". Esta resignación, en la interpretación de algunos, inclusive psicoanalistas, alcanzaría su máxima expresión en la drogadicción, como si todo drogadicto fuese un cínico y como si el cínico radical fuese aquella persona que no se interesaría más por ningún lazo social, por ninguna representación social, apenas por su propia satisfacción. Pues bien, estas lecturas del cinismo –como bien mostró Leite (2003)– no solo ignoran las razones históricas del cinismo clásico (y posibles articulaciones que podamos hacer entre el cinismo histórico y la crítica a las formas de dominación impuestas por el otro capitalista), sino también desconsideran la función crítica que el uso de drogas puede representar frente al otro dominador. Se ignora aquí que, al colocarse fuera de la orla del consumo oficial, el drogadicto relativiza la caución que pudiese recibir de la sociedad de consumo, combatiéndola. En líneas generales, la forma cotidiana de comprender el cinismo en el día de hoy, confunde el cinismo con la neurosis, como la inhibición sistemática de los deseos en favor del poder ajeno.

Peter Sloterdijk (1989), a su vez, no ignora la diferencia entre el cinismo histórico de los filósofos griegos y la comprensión vulgar de cinismo presente en las sociedades desde la Edad Media. Sin embargo, se interesa por comprender la función social del cinismo vulgar, del "cinismo de masa". En este sentido, argumenta a favor de la existencia de una "razón cínica" en la contemporaneidad, como si la pérdida de la confianza en los significantes de la verdad, de la justicia y del poder, produjese una "falsa consciencia esclarecida", un tipo de posicionamiento social que, por un lado, "se escandaliza" ante las transgresiones de las leyes, pero, por otro, es cómplice de la corrupción cuando se trata de atender al interés privado. El cinismo aquí está relacionado con un falso moralismo, con una actitud mentirosa, forma en la que los ciudadanos yerguen un muro intraspasable entre sus idealizaciones y fantasmas axiológicos imputados al medio social como modo de vida justo, y la animalidad privada de cada cual, dedicada al consumo y a la explotación ajena. Posición muy distinta de aquella formulada por Jacques-Alain Miller.

BIOPODER, TOTALITARISMO Y LA CLÍNICA DEL SUFRIMIENTO

Para el psicoanalista francés (1998, p. 53), "hay algo del gozo que se separa del campo del Otro. Por cierto, es este el fundamento de todo cinismo". Para Miller, el cinismo es una posición subjetiva que considera que todo lo que es del orden del significante, todo lo que es del orden de lo establecido en el campo del gran otro, en verdad, corresponde a la sublimación vacía del deseo; de esta forma, frente a este fraude, hay que gozar, lo que significa, hay que mostrar al otro que "no hay más ley además de aquella del gozo de *Uno*" (conforme con Leite, 2003, p. 106). Miller recurre aquí al filosofo cínico griego, como Diógenes y Antístenes, descritos por Diógenes Laêrtios (trad. 1977), que, por medio de gestos pantomímicos y de actitudes insolentes e impudentes, alzaban la transgresión a la condición de un principio ético, cuya característica fundamental era no dejarse engañar por el "ideal apolíneo de la armonía social, del bien para todos, de la justicia distributiva, que se iniciaba, en cuanto catequesis ideológica, en la Grecia clásica" (Leite, 2003, p. 58). En el punto de vista de Miller (2001), con esta actitud, los cínicos no querían volverse revolucionarios. No se trata aquí de relacionar a los cínicos, por ejemplo, con la consciencia proletaria, pues, conforme Lacan (1957-8, p. 277), esa consciencia es la del operario virtuoso, el cual no duda que su deseo pueda ser realizado de manera armoniosa, ya que cree en el éxito de la moral. Al contrario de eso, Diógenes apenas muestra que, frente a la inconsistencia de las leyes, cada cual debe poder estar a la altura de sí mismo. Por consiguiente, no se trata de afrontar a Alejandro el Grande, ni tampoco sacar alguna ventaja de él. Diógenes sabe que el poder de Alejandro tiene efecto en la realidad. Aun así cabe al filósofo denunciar, en un gesto pantomímico, "que al quedarse de pie frente a él, Alejandro proyecta, como cualquier otro ser humano, su sombra en aquel que desea tomar sol" (Leite, 2003, p. 60). Y que, por lo tanto, nosotros no debemos esperar de nadie los medios para nuestra propia satisfacción. Esta necesita ser conquistada en los términos de una "ascesis", de una autorización de sí que no es exhibicionismo, menos aún ascetismo – lo cual, según Foucault (1981-2), no es más que una renuncia al placer. Se trata, como toda ascesis, de un trabajo "que hacemos en nosotros mismos para transformarnos o para hacer aparecer este yo que felizmente no se alcanza" (Foucault, 1981-2, p. 400). Lo que debería llevarnos a concluir que el acto de masturbarse, en una plaza pública, dentro del propio tonel, es para Diógenes una ascesis particular, única, un modo de gozo único, por cuanto no se puede esperar nada del otro.

Pues bien, nuestra forma de leer el cinismo no se basa en ninguna de las anteriores. No creemos que éste sea una actitud resignada, un sarcasmo cobarde frente a aquel a quien no se puede enfrentar. Tampoco creemos que se trate de una razón, de una cultura de masa formulada a partir de la insuficiencia social de la crítica. Menos aún una ascesis personal, del orden de la experiencia gozosa, como modo posible de sobrevivir frente a la inconsistencia de aquellos que, en el lazo social, deberían representar lo imposible de alcanzar, precisamente, la verdad, la justicia y el saber-hacer. En común, estas concepciones comparten la tesis de que el cinismo es un modo de posicionarse frente al otro social, especialmente frente al otro social dominador. Aunque no estén de acuerdo sobre el sentido ético de la acción cínica –mentirosa para los contemporáneos, comprometida con el propio deseo, o por lo menos con el propio gozo, conforme los psicoanalistas lacanianos–, estas formas de leer el cinismo solamente consideran al otro en cuanto instancia política, universo de deseos en el que no conseguimos lograr un lugar, por cuanto, según el decir de Lacan (1972), "no hay relación sexual". Y aunque podamos acompañar a Lacan en este punto y admitir que, en el dominio del deseo (político) es imposible decir hasta que punto nuestra participación en la fantasía del otro comprende una "relación", no creemos que el fracaso de las "relaciones deseables" implique – como alternativa ética al sujeto– el solipsismo gozoso. Incluso porque, si el gozo se hace a nivel del cuerpo, por cuanto el cuerpo

BIOPODER, TOTALITARISMO Y LA CLÍNICA DEL SUFRIMIENTO

es enteramente poroso y abierto al mundo antropológico y al mundo impersonal de los hábitos, de ninguna forma él es solitario, de ninguna forma él goza como "un". Mejor, tal vez, fuese decir que el goce no indeterminado, en la imposibilidad de la distinción entre el un y el dos. Y es exactamente en este punto, en este punto de indeterminación y ambigüedad, que define la porosidad de nuestra corporeidad donde, creemos pueda encontrarse el meollo de una posición cínica[5].

La posición cínica, para nuestra interpretación, consiste justamente en asumir, en torno a las representaciones que constituyen nuestra vida antropológica, más allá del dominio de deseos que nos invitan a aquello que no existe (por ejemplo, la "relación" política *isonómica*), la presencia de una alteridad, comúnmente alejada de la esfera de las representaciones sociales que constituyen nuestra existencia antropológica. Esta alteridad es el otro, el otro en sentido radical. Este no es más, o no todavía, el agente político (*bíos*), el representante del estado de derecho y de todas las identidades compartidas antropológicamente. Se trata del otro en cuanto vida desnuda (*zoé*), corporeidad opaca de Alejandro el Grande, ignorada por él mismo en cuanto emperador[6]; se trata del otro en cuanto excitación, trazo insondable "a la mano" del propio Diógenes en el acto de masturbación[7]. Pero también se trata del otro que se manifiesta como desesperación, aflicción mórbida en el mirar de aquellos que enfrentan la muerte cotidianamente en las celdas de los presidios, que enfrentan la desesperanza antropológica de buscar, fuera de las paredes de la institución psiquiátrica, un lazo social en el que se sintiesen acogidos. El cínico al que aquí nos referimos es mucho más que aquel que no cree en la consistencia del otro, o que hace de la inconsistencia de este la ocasión para autorizarse a "sí" (como si ese fuese el caso). El cínico a que nos referimos es aquel que, en razón de la inconsistencia, o de la crueldad del Otro Social, tiene el coraje de suspender, aunque sea por un instante, su propia fantasía (política) o su condición social (antropológica), para así donar al otro la acogida (ética) que, por cuenta propia, este jamás lograría. El cínico es aquel que tiene el coraje de operar con el otro fuera de los valores, pensamientos e instituciones que le valdrían identidad, fuera de la curiosidad deseadora que le valdría poder, para así acoger lo inusitado, lo arriesgado, como si, de este modo, esta alteridad pudiese de ahí en adelante, sino autorizarse a desear, al menos participar de una identificación social compartida, que le valiese cierto placer. O, aun, el cínico es aquel que sabe autorizar en sí y en el otro, de manera gratuita, la *praxis* de la *parresia*, que es la práctica del "decir verdadero"[8]. Ésta se refiere a un derecho político del ciudadano griego y latino, semejante a la libertad de expresión, como si, independientemente de cualquier convicción o posición política, el otro mereciese manifestar desde su indignación un pedido de ayuda[9]. En razón de esto, contra las reglas ordenadas, contra las convenciones e instituciones que tienden a endurecer el pensamiento y reducir la acción a la repetición de los intereses del otro dominante, el cínico se ocupa de autorizar la *parresia* al otro. Pues ella es, simultáneamente, una forma de acogida al otro y una forma de enfrentamiento a la voracidad de los totalitarismos biopolíticos. En otras palabras, aunque el cínico no rompa con la ciudad, con su organización social, busca autorizar, en sí y en el semejante, la libre manifestación de aquello que no necesariamente está de acuerdo con las leyes de la ciudad, como si, no obstante admitir que todos deben poder trabajar por el bien de la ciudad, en algún momento, es preciso autorizar el carnaval, la fiesta, el chiste y el luto. La *parresia*, en este sentido, no es sino esta libre expresión carnavalesca de lo que, en cada cual, se manifiesta como *lo otro*. Y la posición cínica, a su vez, es la defensa y la práctica de la *parresia*, sin que para eso sea necesario el rompimiento con la totalidad de las representaciones y deseos que constituyen, simultáneamente, las dimensiones antropológicas y políticas de la vida social.

Y si ahora debiésemos pensar quien es este otro que surge como alteridad en relación a nuestra propia gratuidad, ¿Qué po-

BIOPODER, TOTALITARISMO Y LA CLÍNICA DEL SUFRIMIENTO

dríamos decir de él? ¿Cómo podemos percibir, más allá de nuestra subjetividad, a aquel que no se deriva de nuestros actos o de nuestras prerrogativas?

VIDA DESNUDA COMO LO OTRO: UNA LECTURA MERLEAU-PONTYANA[10]

LA VIVENCIA "CÍNICA" DE la "gratuidad" es, conforme a lo que pensamos, mucho más común de lo que acostumbramos admitir. Ésta es corriente, por ejemplo, en las relaciones económicas informales, las cuales permiten a las poblaciones excluidas de la moneda desvalorizada, una forma de trueque regulado, en primer lugar, por la preocupación con la supervivencia ajena. Es lo que explica por qué en los años con inflación, del régimen militar y consecuentes efectos que acompañaron la sufrida apertura política y económica de nuestro país, la mayoría de los brasileños, totalmente excluidos de las políticas públicas de defensa de la moneda, no murieron de hambre (aunque esto haya sucedido con muchos). Entre nosotros había esta gratuidad, herencia confortante a esta tradición funesta que es el régimen de esclavitud que, aún hoy, segrega a una parte significativa de nuestra población. Pero, desde antes de la Princesa Isabel, por la gratuidad de algunos blancos y de la mayoría negra, los esclavos están ahí para probar que, si los auspicios de la excepción soberana son para nosotros amenazadores, podemos suspender las ambiciones políticas, las democráticas inclusive, a favor de la ética solidaria. No es que los esclavos no tengan que realizar enfrentamientos políticos a la excepción soberana, o que en su propio seno no surjan deseos políticos. Pero frente a la incontrolable violencia política, siempre cabe la gratuidad ética en relación a la víctima, siempre cabe esta posición cínica de renuncia al poder a favor del crecimiento del otro, del otro de la política, del otro en relación a las políticas; y que Merleau-Ponty denomina de lo otro.

ESCISIÓN DEL YO EN LA EXPERIENCIA CON LO OTRO

Conforme Merleau-Ponty (1964b), la percepción del próximo es mucho más que el acto de desvelar, en un cuerpo que está frente a mí, la presencia de un hombre, la presencia de un valor positivo en mi universo antropológico. El prójimo así visto, es apenas un "objeto", un "lugar" que "[...] mi mirada aplasta y vacía de todo 'interior'" (Merleau-Ponty, 1969, p. 195). Sin duda, el cuerpo de él está frente de mí, "[...] pero, en cuanto a él, lleva una singular existencia: *entre* mí que estoy pensando y ese cuerpo, o mejor, junto a mí, a mi lado, es como una réplica de mí mismo, un doble errante, que frecuenta, más que aparece, mi entorno [...]" (Merleau-Ponty, 1969, p. 194). Si yo intento fijarlo, él desaparece, se va para un lugar ignorado, sin cesar de existir para mí. Por eso, mi prójimo no es simplemente alguien; más allá de su eventual personalidad, es una presencia impersonal, que participa de mi mundo, sin que yo pueda decir que él sea mío. Hay en él una alteridad radical, que hace de él, más que mí réplica, "lo otro".

Por medio de la noción de lo otro, Merleau-Ponty intenta aclarar en qué sentido el prójimo puede coexistir conmigo sin reducirse a una formulación mía. En calidad de lo otro, el próximo es diferente de mí, es invisible para mí, y siempre lo será. Pero esa alteridad radical solo es alteridad por cuanto ella se manifiesta en un visible como yo, en un cuerpo habitante de un mismo mundo sensible. Es en este sentido, dirá Merleau-Ponty (1964a, p. 186), que no debemos entender "lo otro" como una consciencia, sino como el "habitante de un cuerpo, y a través de él, del mundo". Y Merleau-Ponty se pregunta: "¿Dónde está lo otro en ese cuerpo que yo veo?"[11]. A lo que, a continuación responde:

> Es (como el sentido de la frase) inmanente a ese cuerpo (no se lo puede desprender para colocarlo aparte) y sin embargo, más que la suma de signos o de significaciones vehiculadas por ella. Es aquello de lo que ellos son siempre imagen parcial y no exhaustiva – y que sin embargo se comprueba completamente en cada una de ellas. Siempre en curso de encarnación inacabada.

En cuanto horizonte invisible de ese cuerpo que percibo, lo otro no es un acontecimiento objetivo, sino una *Gestalt*. Lo que significa que es un "principio de distribución, el pivote de un sistema de equivalencias", el "doble fondo de la vivencia", por cuyo medio me transporto a otras posibilidades, sin jamás alcanzarlas (Merleau-Ponty, 1964a, p. 183). En este particular, Merleau-Ponty ilustra la experiencia de "lo otro" con la experiencia de la comunicación lenguajera. Incluso en la "fenomenología de la percepción" (1945), el lenguaje nunca fue para Merleau-Ponty una vivencia de coincidencia. Al contrario, es la propia ambivalencia del proceso de diferenciación establecido por todo y en cada gesto. Si los gestos funcionan como medio de comunicación, tal no se debe a que estabilicen la presencia del interlocutor: se debe antes a que puedan marcar una diferencia, un "otro" que no puede ser alcanzado, pero que establece la ocasión del próximo gesto, de la próxima tentativa, de la próxima interrogación. Hay, en este sentido, una espontaneidad en el campo lenguajero que consiste en la apertura que cada tentativa de cierre expresa, en la ausencia que cada gesto actualiza, en la posibilidad que cada acto inaugura.

En el texto "La percepción de lo otro y el diálogo"[12], incluido en la publicación póstuma *La prosa del mundo* (1969), Merleau-Ponty se esfuerza para mostrar que esa espontaneidad que no viene de mí ya está preparada para mí desde que yo comencé a existir, en el campo amplio de mí percepción. Se trata de una reversibilidad que es mucho más (o mucho menos) que el consorcio entre hermanos, configurándose como la paradojal vivencia de un negativo, de una ausencia, de un doble errante. No puedo localizar este negativo en ningún lugar, ni dentro, ni afuera, ni al frente o atrás. Aun así, puedo experimentarlo como una suerte de descentramiento, decaimiento de mí ser en un dominio de generalidad donde no hay centro. Si Merleau-Ponty incluso habla aquí de una familiaridad, se trata de una familiaridad extraña, en la que estoy destituido de mí posición central. Y ya no se trata aquí solo del lugar de la visión. No hay, de hecho, armonía o desarmonía de principio. Si Merleau-Ponty habla de una significación transferible, de una situación común, esto no significa una consideración objetiva acerca de sí, del prójimo o del mundo. Al contrario, lo que se transfiere es justamente la vivencia de extrañamiento, la paradoja de un mundo que no es solo mío, pero que no por eso me convierte en otro.

La formulación de Merleau-Ponty es: "[...] yo y lo otro somos como dos círculos *casi* concéntricos, y que no se distinguen más que por un ligero y misterioso desencaje" (Merleau-Ponty, 1969, p. 195). Ese emparentamiento – nótese bien, emparentamiento investido de un ligero desencaje "[...] es tal vez lo que habrá de permitirnos comprender la relación con lo otro, que por otra parte es inconcebible si pretendo abordar al otro de frente, y por su lado escarpado" (Merleau-Ponty, 1969, p. 195). Pues bien, lo otro a que Merleau-Ponty se refiere no es el otro imaginario, objetivado, personificado. Es, antes, lo otro que "no se halla en ninguna parte en el ser" (Merleau-Ponty, 1969, p. 198). Lo que no significa que Merleau-Ponty esté defendiendo la idea de que "lo otro" pueda ser entendido como una trascendencia radical, en los términos con los cuales Emmanuel Lévinas, por ejemplo, habla del "otro" como una presencia que es ausencia y cuya característica fundamental es justamente "no participar de mí ser", "no si por para mi comprensión" (Lévinas, 1967, p. 209).

Para Lévinas (1978), aunque el otro se done como vestigio junto al "rostro" que nos demanda una participación ética, se trata siempre de algo trascendente, como un imposible del cual jamás participaré y que jamás incluirá mi ser. El otro no es parte del mismo, que soy yo. No se rinde al empeño metafísico –del cual Husserl sería cómplice– de reducir al otro al poder constituyente de un ser de identidad, como la consciencia. En la perspectiva de Lévinas (1978) el otro es como Eurídice, en la interpretación de Maurice Blanchot (1978, p. 171): "ella es el instante en que la ausencia de la noche se aproxima como 'otra noche'". Orfeo puede descender a la oscuridad para buscar a Eurídice, solo que no puede mirarla de frente. Para poder disfrutar de la compañía de su amada, él debe desviarse de ella, no puede mirarla, no puede tenerla de ninguna forma. "Ella está visible, pero cuando está invisible, y no como la intimidad de una vida familiar, como la extrañeza de lo que excluye toda intimidad, no es para hacerla vivir, sino para tenerla viva en plenitud de su muerte" (Blanchot, 1987, p. 1720). Lévinas –y en su la huella, Maurice Blanchot– da preferencia a una actitud pasiva, neutra, destituida del poder activo constituyente para pensar al ser como otro. Pues la neutralidad del ser, que es aquello que Lévinas llama *il* y *a*, aunque sea lo mismo, posibilita pensar una trascendencia infinita, más allá, inclusive, de la totalidad del registro de lo mismo.

Y aquí podemos valernos de las objeciones de Derrida dirigidas a Lévinas (2000) a favor de Husserl, para situar mejor el entendimiento sobre lo que es, para Merleau-Ponty, lo otro. Bennington (2002, p. 15) resume la posición de Derrida en los siguientes términos:

[...] el motivo de algunas objeciones de Derrida a Lévinas en *Violence et métaphysique* [son los siguientes]: Lévinas opone a las dificultades de Husserl, en las *Cartesian meditations*, con el problema del otro, el sentido de que el otro es absolutamente otro en relación a mí, y Derrida defiende a Husserl con el argumento de que la alteridad del otro tiene la chance de ser registrada apenas en la medida en que, en cierto sentido, el otro es lo mismo que yo. El otro solo es realmente otro en la medida en que él, o ella, no tenga el status de aquella forma de alteridad propia a los objetos del mundo exterior: la alteridad del otro, en el sentido que esta recibe en Lévinas, depende, de acuerdo con sus recientes análisis, del hecho de que el otro deba supuestamente parecerse conmigo lo suficiente para que su alteridad (como "otro origen del mundo", en un lenguaje fenomenológico) pueda volverse evidente. [...] Husserl permite que la alteridad del otro aparezca, justamente por causa de la impenetrabilidad, para mí, de aquello que es, con todo, manifiestamente un *alter ego*, lo mismo que yo.

También para Merleau-Ponty lo esencial en la comprensión sobre lo que es la experiencia acerca de lo otro tiene relación con el hecho de que lo otro (que yo podría darme la ilusión de constituir) solo puede ser así comprendido bajo la condición de parecerse a mí. Pero, diferentemente a Husserl y a la defensa que de él hace Derrida (1967), para Merleau-Ponty, lo más importante cuando se trata de pensar la percepción acerca de lo otro no es la analogía que, a partir de mí, puedo hacer. Lo más importante es que incluso la analogía está fundada en una semejanza que me remite a aquello que en mí mismo es extraño. Y es exactamente ese íntimo extrañamiento el que interesa a Merleau-Ponty y que, además, distingue su teoría de la intersubjetividad. Más allá, o más acá de la posibilidad de esa intimidad extraña justificar la analogía que el ego podría establecer entre él-mismo y su alter, para Merleau-Ponty importa mostrar como toda constitución es agujereada, es escindida desde dentro. Todo pasa como si, en el corazón de la actividad sintética del yo, hubiese una pasividad hacia sí como extraño. Y es esa pasividad que funda una comunidad intersubjetiva, que se da antes por lo menos del extrañamiento que por lo más de la clarividencia constituyente.

Aquí vale recordar que, ya en la *Fenomenología de la Percepción*, Merleau-Ponty se ocupaba de pensar lo que habría de asegurar la coexistencia de los sujetos. En ella, sin embargo, Merleau-Ponty insistía en la posibilidad de un *cogito*, de un *cogito* tácito que habitaría cada uno de nosotros y según el cual podríamos suponer la existencia de los otros sujetos más allá del mundo compartido. O sea, no obstante al reconocimiento de la soberanía del mundo como aquel que amarra en sí las múltiples perspectivas que los varios sujetos tienen sobre él (Merleau-Ponty, 1945, p. 388-9), el mundo no asegura a los sujetos la coexistencia efectiva. Para ello, es preciso que yo y mi semejante podamos establecer un contacto directo, anterior a nuestras construcciones intelectuales. En el ámbito de este contacto, somos, primeramente, cuerpos anónimos, que dividen intenciones comunes edificadas en la forma de comportamientos que podemos mutuamente percibir y son consagrados al mismo mundo. Se trata de comportamientos prepersonales, que aún no denuncian nuestra subjetividad. Solo más tarde, en la medida en que pasan a expresar con más intensidad algo ya anticipado por las cosas, es que nuestros comportamientos denuncian nuestras subjetividades. Las intenciones de lo otro me ponen en contacto con las mías propias, posibilitando que yo descubra en mí un saber de mí, un *cogito* más antiguo que mis representaciones intelectuales, pero disponible apenas en la mediación de los comportamientos de mis semejantes y de nuestro mundo común. Lo que finalmente hace de mí un yo, pero un yo que solo se sabe en la medida en que es precedido por otros yoes partícipes del mismo mundo. Soy un yo, aunque solo pueda apropiarme de eso en la mediación del mundo y de los otros, de tal manera que jamás consiga ser trasparente para mí. Por eso, soy un ego, pero no un ego *cogito*. Soy un cogito, mas solo tácito. Ese modo de proponer mi subjetividad y la percepción del otro, todavía, trae en su centro una mala ambigüedad: vivimos en un mundo colectivo, disponible para todos, pero cuyo acceso solo puede darse de modo fraccionado, con base en una subjetividad individual.

Lo que tal vez haya contribuido a que Merleau-Ponty (1962) haya revisado, después de 1949, la descripción que él mismo entregó respecto a la experiencia de percepción de lo otro.

En *La prosa del mundo* (1969), Merleau-Ponty continúa describiendo lo otro como un yo que yo no soy, como un otro yo mismo. Esta vez, sin embargo, lo que asegura nuestra diferencia no dice relación al solipsismo de cada cual. Nuestra diferencia no está fundada en el saber tácito sobre nuestra diferencia fundamental. Las acciones de mi semejante no me conducen al solipsismo de mis intenciones hasta entonces ignoradas y a partir de las cuales, de ahí en adelante, voy a representar la presencia de un doble. Estas acciones, esta vez, me conducen al propio otro, a este lo otro que habita mis propios comportamientos y, para mí, no es más que una extrañeza íntima, tal como aquella que experimento frente al mirar que me ojea de lejos y que me hace sentir pasivo. Es como si, partiendo de mi semejante, lo otro retornase a mí, donde siempre existió, no como un *cogito*, sino como un acontecimiento sorprendente. La coexistencia, por consiguiente, no destapa para mí y para mi semejante nuestras ipseidades solitarias, sino nuestra complicidad en torno a lo extraño, frente a lo cual somos pasivos, por cuanto ese extraño se impone a nosotros. Mi vida anónima y la de mí semejante ahora se "emparejan" en torno a este tercero –que es lo otro– y en la intermediación de quien nosotros alternamos, ora como activos, ora como pasivos. Merleau-Ponty (1969) vuelve a la noción husserliana de *Paarung*, por él traducida como acoplamiento (*accouplement*), para indicar que nuestra vida intersubjetiva es antes la participación en esa espontaneidad extraña, el acoplamiento de nuestras vidas a ese tercero sorprendente que, en cualquier momento, nos destituye de nuestras propias intenciones; como si ellas pudiesen ser entonces formuladas en otro lugar, de otra manera, como lo otro de hecho. Merleau-Ponty ni reduce lo otro a una "resolución del cogito frente a lo extraño" (Merleau-Ponty, 1969, p. 54-60), como se podría imputar a Husserl. Tampoco se encamina para la alternativa de Max Scheller, que consiste en partir de la indistinción entre yo y lo otro, lo que podría sacrificar la ipseidad. Merleau-Ponty ni siquiera suscribe la alternativa levinasiana, y que para Maurice Blanchot (1971) consiste en pensar la trascendencia absoluta entre el yo y el otro. Para Merleau-Ponty, lo otro no sería solo Eurídice, la "otra noche" dentro de la noche. Lo otro es también la oscuridad en la cual Orfeo necesita meterse para poder rescatar a su amada; es la propia ceguera que Orfeo necesita asumir para que su amada reviva como su semejante. De suerte que, si es imposible para Orfeo poseer su semejante, en esta imposibilidad se abre la posibilidad de una comunicación secreta e insoluble, la propia percepción acerca de lo otro.

Y en su perspectiva, de todas las formas de vivir lo otro como la oscuridad entre lo propio y lo ajeno, la más eminente tal vez sea el propio cuerpo. Pues él trae en si no solo una consistencia empírica que lo inserta en el mundo de la carnalidad visible. El cuerpo también es el "lugar de un 'otro lugar'" inaugurado por la resistencia de las cosas y por el mirar del semejante. Él es esa negatividad que se hace sentir en cada una de nuestras elecciones, y que en ellas aparece como el vestigio de alguien más, nunca integralmente revelado. Y es en sí mismo que nuestro cuerpo carga ese otro lugar. Lo que nos permite concluir que, en Merleau-Ponty, el narcisismo de nuestras acciones no rivaliza con la percepción de la alteridad. Es su realización. Pero lo que aquí se realiza no es la coincidencia con mi prójimo y, sí, mi descentramiento, la transgresión de mi propio espacio en la dirección de este con quien estoy desde siempre emparejado, indisociablemente acoplado y que para mí es una constante inactualidad: lo otro, sea el rastro de una pasión antigua o la esperanza de un reencuentro.

LA EXPERIENCIA DE LO OTRO COMO DESCENTRAMIENTO

Pues bien, la profundización de la noción de emparejamiento (en torno a la intimidad extraña que habita cada uno de nosotros) permitirá a Merleau-Ponty (1962) suspender aquella mala ambigüedad proveniente del hecho de haber definido la percepción como "la participación solipsista en un mundo paradójicamente común". Esto, porque lo otro, en la medida en que está identificado con la sorpresa frente a la cual somos pasivos, deja de ser el índice de nuestra soledad y pasa a valer como otra generalidad, que no experimentamos por el lado visible de las cosas y de nuestros comportamientos, sino por su lado invisible. Ante mi semejante vivo el mismo efugio que experimento en mi cuerpo, como si yo mismo me transformase en el objeto de una intención extraña. Migro de la condición de sujeto a una otra condición, sin jamás lograr que esas condiciones coincidan entre sí. Revivo, con mi semejante, la reversibilidad que ya me caracterizaba en la intimidad, y por cuyo medio experimentaba lo sorprendente procedente de lo extraño en mí. Conforme a la expresión de Merleau-Ponty (1960, p. 118, cursiva nuestra):

> [...] mi mirada tropieza, es circundada. Soy investido por ellos, cuando juzgaba investirlos, y veo dibujarse en el espacio una figura que *despierta* y *convoca* las posibilidades de mi proprio cuerpo como si se tratase de gestos o de comportamientos míos [...]. Todo pasa como si las funciones de la intencionalidad y del objeto intencional se encontrasen paradójicamente cambiadas. El espectáculo *me invita* a tornarme espectador adecuado, como si un otro espíritu que no el mío viniese repentinamente a habitar mi cuerpo, o antes, como si mi espíritu fuese *atraído* hacía allá y emigrase al espectáculo que estaba ofreciendo para sí mismo. Soy *capturado,* por un segundo yo mismo fuera de mí, percibo lo otro [...].

La percepción de lo otro, por lo tanto, no se apoya más en la analogía que yo pueda hacer entre mi poder vidente y el poder vidente de alguien diferente. Ella se apoya en el hecho de que, para mí, el mirar de mi semejante no es distinto de mi propia pasividad frente a él. Es precisamente aquí que percibo lo otro, que es, no solo ese yo mismo fuera de mí, sino, simultáneamente, yo mismo como su otro, como lo otro de alguien: "las miradas que yo paseaba por el mundo, como el ciego tantea las cosas con su bastón, alguien las ha cogido por el otro extremo, y las vuelve contra mí para alcanzarme a mi vez" (Merleau-Ponty, 1969, p. 195-96). Ante la mirada de mi semejante, quedo descentrado y es ese descentramiento la condición para que, en esta experiencia, yo encuentre no solo a mí mismo, sino al otro vidente, al vidente que se estableció por medio de lo que para mí es otro.

De hecho, va a decir Merleau-Ponty (1969, p. 196), el problema de lo otro es el del descentramiento y no del enfrentamiento frente a frente de dos sujetos: "lo que hay ante nosotros es objeto. Hay que comprender efectivamente que el problema [de lo otro] no está aquí. El problema está en comprender cómo me desdoblo, cómo me descentro". Lo que significa decir que, tratándose de la percepción de lo otro, el desafío es comprender como ese lo otro se hace en mí. Lo que nuevamente nos remite al cuerpo, no más como sede de un *cogito* tácito, sino como el escenario de una reversibilidad fundamental entre yo y otro. El cuerpo, en estos términos, es antes un campo de posibilidades en el cual se inscribe no solo mi ipseidad, sino un extraño, que son mis propias paradojas. En las notas de trabajo al texto póstumamente titulado *Lo visible y lo invisible*, Merleau-Ponty (1964a, p. 199) retoma esa problemática para decir que: "allí donde digo que veo a otro, en realidad, sucede sobre todo que objetivizo mi cuerpo, el otro es el horizonte o el otro lado de tal experiencia – Es así como uno habla a *otro* aunque sólo tenga que vérselas consigo mismo". Con ese tipo de proposición, Merleau-Ponty no está queriendo hacer apología del solipsismo. Por lo demás, él ni siquiera está tratando del problema de la soledad de la autoconsciencia. Si yo percibo, junto a mi prójimo, una intención que me atinge, entonces ya no se puede hablar más de soledad, siendo esta la razón por la que, con la preposición de la noción de lo otro, Merleau-Ponty busca, sí, una "transformación del problema" de la vivencia de la alteridad. Merleau-Ponty se propone trasladar esa discusión desde un plano antropológico a un plano ético, y por eso va a decir que es necesario comprender que: "[lo] Otro ya no es tanto una libertad vista *desde fuera* como destino y fatalidad, un sujeto rival de un sujeto, sino que está en el circuito que lo conecta con el mundo, como nosotros mismos, y por eso, también en el circuito que lo conecta con nosotros" (Merleau-Ponty, 1964a, p. 237).

Tan verdadero como el hecho de que el prójimo revele la existencia de lo otro con el cual no puedo coincidir, es el hecho de que esa alteridad radical es alteridad en mi mundo, en mi campo de posibilidades existenciales. Es en este sentido que la noción de lo otro nos hace percibir la existencia de un mundo que "nos es *común*", que es "intermundo". En esa manera, frente al prójimo y a las cosas, comprendo que "hay transitivismo por generalidad – E incluso la libertad tiene su generalidad" (Merleau-Ponty, 1964a, p. 237). He ahí porque Merleau-Ponty puede decir, en un pasaje en que establece una especie de inventario de su filosofía de la intersubjetividad: "¿Qué aporto yo al problema del mismo y del otro? Lo siguiente: que el mismo sea el otro diferente del otro, y la identidad diferencia de diferencia" (Merleau-Ponty, 1964a, p. 233). En Merleau-Ponty, la intersubjetividad es una dialéctica sin síntesis, vivida en los términos de un transitivismo entre yo y mi semejante a partir de lo que nos es común, precisamente, nuestra pasividad frente a lo extraño, sea él el mundo o la mirada de alguien.

PASIVIDAD ANTE LO EXTRAÑO

Para Merleau-Ponty, en fin, en lo referente a nuestra experiencia del otro, si es verdad que "mi cuerpo como cosa visible está contenido en el gran espectáculo", si es verdad, de la misma forma, que hay un "cuerpo vidente" que "sustenta ese cuerpo visible, y todos los visibles con él", habiendo "inserción recíproca y entrelazamiento de uno en el otro", a punto de que podemos decir que los dos son como "dos círculos, o dos torbellinos, o dos esferas concéntricas cuando yo vivo ingenuamente y, cuando me interrogo débilmente descentradas una respecto de la otra" (Merleau-Ponty, 1964a, p. 126); también es verdad, por otro lado, que esa reciproca inserción y entrelazamiento configuran una suerte de "reversibilidad siempre inminente y nuca realizada de hecho" (Merleau-Ponty, 1964a, p. 133). Al mismo tiempo en que participo del mundo visible en que está mi semejante, soy dotado de una invisibilidad que me impide ser coincidencia conmigo mismo y con el mundo. No obstante a mi generalidad sensible subsiste una imposibilidad de hecho, una alteridad radical, que es la forma como Merleau-Ponty habla del extraño: invisibilidad de mí y del prójimo como vidente, invisibilidad del mundo como origen.

O sea, desde ese punto de vista, vivo, en mi intimidad, una "trascendencia pura, sin máscara óntica" (Merleau-Ponty, 1964a, p. 203), un distanciamiento sin medida objetiva, que hace de mí un extraño para mí, una ausencia que cuenta. Tal ausencia jamás se sobrepone a la visibilidad de mi cuerpo, y viceversa; lo que me vuelve comparable al mundo y a los otros hombres, en quien siempre reencuentro esa comunidad ambigua, siempre prometida, pero jamás realizada objetivamente, entre lo visible y lo invisible. Las cosas, y muy especialmente los otros hombres expresan esa misma ambigüedad, posibilitando que yo me sienta, como ellos, un ser al mismo tiempo visible e invisible, lo que, por fin, impide cualquier forma de síntesis o identidad. "No hay coincidencia entre el vidente y lo visible. Pero cada uno toma del otro, extrae del otro o se superpone al otro, se cruza con el otro, está en quiasma con el otro" (Merleau-Ponty, 1964a, p. 230).

Lo que significa apenas decir "que toda percepción está acompañada por una contra-percepción [...], es acto de dos caras, ya no se sabe quién habla ni quién escucha" (Merleau-Ponty, 1964a, p. 233). He ahí porqué razón, para Merleau-Ponty, el ser se comunica, paradójicamente, con la nada. "Lo sensible, lo visible, debe ser para mí la ocasión de decir lo que es la nada – La nada no es nada más (ni nada menos) que lo invisible" (Merleau-Ponty, 1964a, p. 227), esa forma de presentación de la alteridad que no hace concesiones a los modelos objetivos, que está más allá de ellos, por cuanto no toma lo otro a partir de una fórmula natural o antropológica.

En el corazón del ser carnal, encontramos una ambigüedad que consiste en el hecho de la percepción ser, al mismo tiempo, familiaridad y extrañamiento, identificación y diferencia. De esa forma se puede comprender cuál es, en fin, la indivisión de que habla Merleau-Ponty, precisamente; la indivisión entre lo idéntico y lo diferente, entre lo sensible y lo no sensible, entre lo presente y lo ausente, en fin, entre lo "visible" y lo "invisible". Hay entre ellos múltiples "posibilidades" de quiasma, una especie de implicación formal (*Gestalthaft*), pero, jamás, coincidencia.

> ¿En qué sentido esos quiasmas múltiples hacen uno sólo? No en el sentido
> de la síntesis, de la unidad originariamente sintética, sino siempre en el
> sentido de la *Uebertragung* [transposición], de la superposición, por lo
> tanto, de la proyección de ser [...] El mismo no en el sentido de la idealidad
> ni de la identidad real. El mismo en sentido estructural: mismo armazón,
> mismo *Gestalthaft*, el mismo en el sentido de apertura de otra dimensión
> del "mismo" ser [...]: por eso, en resumen, un mundo que no es *uno* ni 2 en
> sentido objetivo – que es un pre-individual, generalidad – (Merleau-Ponty,
> 1964a, p. 230-31).

Es importante destacar que, en ningún momento, con la noción de carne como ser de indivisión, Merleau-Ponty propone la
coincidencia entre lo "visible" y lo "invisible", entre el cuerpo visible de mi prójimo y el poder vidente que habita el mío. Se trata
apenas de mostrar cómo, en la extremidad de mi cuerpo, si puede haber alguien así como lo otro vidente, es porque la visibilidad
del prójimo también es la mía, la de mi cuerpo; así como su invisibilidad, ella también me acomete a mí, que no puedo verme
viendo. En el corazón de la comunidad formada por mí, por el
mundo y por el prójimo, hay que admitir una alteridad radical, la
vigencia de lo otro en objetivo: que es la invisibilidad de nosotros
mismos como videntes, la invisibilidad de otra mirada que me
atinge sin que yo tenga condiciones de decir de donde haya par-
tido, hasta el punto de que ciertos pintores, conforme a la cita que
Merleau-Ponty usa de André Marchand, sintieren repetidas veces, en el interior de un bosque, "que no era yo quien lo miraba,
sentí, ciertos días, que eran los árboles que me miraban, que me
hablaban" (Marchand *apud* Merleau-Ponty, 1964b, p. 22).

LO OTRO COMO PEDIDO DE INCLUSIÓN SOCIAL

DE TODAS LAS MIRADAS, aquella que más radicalmente nos sorprende, tal vez sea el pedido de socorro. Él nos coloca en una

situación inescapable. Se trata del clamor de la vida desnuda en un semejante que, así, despierta en nosotros lo que en nosotros mismos es lo otro, movilizando la posibilidad de gratuidad a favor del crecimiento de esta alteridad que se inscribe al margen de lo propiamente político – lo que en fin, desde el punto de vista político, inaugura un espacio cínico. Pero, ¿Qué nos pide el clamor de la vida desnuda en un semejante? ¿Qué socorro exactamente él solicita?

En tesis, podremos conjeturar –apoyados en la teoría del *self* que nos sirvió de orientación teórica hasta aquí– que el clamor de la vida desnuda es el clamor de un cuerpo impersonal (eminentemente ético, o, en este caso, lo que viene a ser la misma cosa, eminentemente extraño para sí mismo), desnudo de los medios antropológicos (de las representaciones sociales que constituyen su humanidad mundana) y con los cuales podría no solo adquirir una identidad social étnica, sino también alzar esta identidad en el dominio presuntivo de una unidad (o desunidad) con otras identidades (inaugurando, así, una dimensión propiamente política, deseadora). ¿Y por qué es por lo que este cuerpo impersonal clama? Creemos que el clamor en cuestión tenga que ver, fundamentalmente, con un pedido de inclusión; inclusión en el medio antropológico sin el cual no consigue defenderse de la naturaleza bruta y del otro social, ya que no siempre –como acabamos de ver– la naturaleza bruta y el otro social autorizan la replicación de la vida desnuda. Sea en la forma de un accidente o catástrofe, de una imposición política o práctica aniquiladora, la naturaleza bruta y el otro social amenazan la vida desnuda de los cuerpos impersonales que somos nosotros mismos, lo que nos lleva a pedir abrigo, protección, ayuda, solidaridad, como si pudiésemos contar con la gratuidad ajena, al final, en estos casos, es frecuente que no sepamos siquiera qué pedir, qué solicitar. Vivimos apenas una situación de aflicción, que nosotros denominamos sufrimiento y que, didácticamente, clasificamos según posibles causas que lo pueden provocar: sufrimiento antropológico (como consecuencia de una causa natural), político (como consecuencia del deseo político del otro social de dominarnos) y ético (como resultado de los requerimientos soberanos de una justicia política que, en nombre de su propia manutención, se alza en el derecho de decidir sobre la vida desnuda). Y la única manera de la que disponemos para conseguir salir de esta condición (de sufrimiento) es buscar la inclusión en una representación social que signifique, para nosotros, acogida (antropológica), solidaridad (política) y gratuidad (ética). El clamor, conforme creemos, es siempre un pedido de inclusión; y la inclusión de que se trata es siempre una inclusión en un plano antropológico, en una representación social (valor, pensamiento, institución) que valga como protección (acogedora, solidaria y gratuita).

He ahí porque, en fin, a partir de las pistas legadas por PHG (1951), pudimos conjeturar que el sufrimiento no es apenas una consecuencia o estado vivido como consecuencia de causas específicas. Él también es la ocasión para un ajuste creador, para una creación de la función acto (se presente ella como desamparada, esclavizada o perseguida), la cual consiste en investir a la función acto del semejante de la condición cínica de sujeto de la gratuidad. En el próximo capítulo, disertaremos sobre el pedido de socorro como ajuste creador y sobre las diferentes formas que tal ajuste asume en los contextos que aquí estamos denominando clínicos, y que son aquellos en que podemos operar desvíos, en el caso de los ajustes de inclusión, desvíos del sufrimiento en dirección a la inserción psicosocial en una realidad antropológica que valiese, a los sujetos de actos desnudados como lo otro, la acogida, solidaridad o gratuidad de que careciesen.

II PARTE

AJUSTES DE INCLUSIÓN

PEDIDO DE INCLUSIÓN COMO AJUSTE

COMO VIMOS EN EL capítulo precedente, la aniquilación de la función personalidad –entendiéndose por función personalidad la identidad que cada función acto puede asumir frente al otro social–, sea por un motivo antropológico (como una catástrofe o una enfermedad), por un motivo político (tal como la sujeción al deseo dominante), o por un motivo ético (como las arbitrariedades de la excepción soberana), desnuda a la función acto, que así sucumbe al sufrimiento, tal como lo otro desamparado, explotado y perseguido. En estas situaciones, al contrario de lo que se podría imaginar, la función no desiste de crear. Así como se admite, en el caso de la interdicción de la función acto por una inhibición reprimida, que el sistema *self* aun así es capaz de producir acciones creativas, las cuales se denominan neurosis, (y que preferimos llamar ajustes de evitación); tal como nosotros mismos lo hicimos en relación a aquello que PHG llamaron comprometimiento de la función *ello*, a saber, que a pesar de tal comprometimiento, el sistema *self* es capaz de producir ajustes psicóticos (o de búsqueda); esta vez nos arriesgamos a decir que, tratándose del comprometimiento de la función personalidad, la función acto, ahora desnudada en la condición de lo otro, sigue creando. La creación, ahora, no acarrea la producción de un lazo amoroso/odioso con alguien que debe hacer algo "por nosotros", como en los ajustes de evita-

104

ción. Tampoco se trata de una construcción dirigida exclusivamente a la producción, en la realidad, de suplencias de las excitaciones y deseos formulados por las demandas del otro, como en el caso de los ajustes psicóticos (de búsqueda). En situaciones en que se puede verificar sufrimiento antropológico, político y ético, la creación tiene relación con los pedidos por gratuidad, con los pedidos genuinos de inclusión, en la forma en que, efectivamente, atribuimos y reconocemos el poder del semejante para ayudarnos.

En los contextos en que hay sufrimiento antropológico, político y ético, (dado que fuimos privados de los datos y representaciones sociales que constituyen nuestra identidad sociolingüística), la función acto, ahora desnudada en su condición de alteridad radical, opera un tipo de ajuste creativo que llamaremos "inclusivo". En él, la función acto (desamparada, explotada o perseguida) hace de la ausencia de datos (o identidades sociales con las cuales pudiese identificarse) un "pedido de socorro". De esta forma, al mismo tiempo que aliena su poder de deliberación a favor del medio social que la acoge, da a este medio el estatus objetivo de alteridad. En otras palabras: el pedido de socorro hace del medio un "acto auxiliar". El otro social deja de ser un demandante o una estructura de posibilidades para volverse un "semejante". Se funda así, la experiencia de la ayuda desinteresada y un tipo especial de identificación personalista que es la solidaridad. A la solidaridad del otro como semejante, la función acto responde con gratitud y la vida social, así, alcanza un nivel propiamente humano, eminentemente cínico, si por cinismo entendemos la capacidad de cada cual para darse a lo otro, de modo independiente de los valores o proyectos políticos a que esté ligado o sometido.

Pero es necesario poner atención aquí. El otro, en cuanto "semejante", no es, como en los ajustes neuróticos, la persona a quien manipulamos a fin de que ella se sienta responsable por nuestra ansiedad (excitación inhibida). No es tampoco alguien a quien deseamos destruir (como en los ajustes antisociales), de quien intentamos librarnos (como en los ajustes banales), o a quien convertimos en representante de nuestras propias excitaciones (como en el caso de los ajustes de búsqueda). Al contrario, "el semejante" es la personalidad en quien reconocemos una genuina capacidad de ayuda solidaria, teniendo en vista que se muestra suficientemente no alienada por los motivos políticos que pudiesen perjudicarnos. Su disponibilidad, por consiguiente, parece favorecer nuestra inclusión, lo que quiere decir que, en los ajustes de inclusión, el semejante no es responsable de nuestro "sufrimiento", ni señalado por la indiferencia banal, ni por deliberaciones antisociales, ni tampoco restringido a la condición de instrumento. Él es convocado a ayudarnos, a apoyarnos; él es, así, simultáneamente reconocido en la condición de "acto hacedor". En vez de manipulación, indiferencia, destrucción o uso, hay sí, autorización del semejante. Suponemos que él (el semejante) sabrá cómo ayudarnos a lidiar con eso que para nosotros es imposible en aquel momento: la inclusión en determinado contexto antropológico, político o ético, que puede ser, desde un horario para consultas, hasta conseguir una cama disponible para el internamiento en un hospital.

El ajuste de inclusión, por lo tanto, es un pedido de reconocimiento, pero un pedido especial, una vez que parte de alguien que no logra identificarse con la realidad natural y social en que se encuentra. No hay un pedido de reconocimiento específico, dirigido a esta o aquella identidad. El sufridor no sabe ni siquiera lo que le falta. Su pedido es para poder volver a pedir. Se trata de un ajuste cuya meta es encontrar "soporte" para que se pueda volver a crear, para que los otros ajustes creadores vuelvan a suceder, sean ellos banales, de búsqueda, de evitación o antisociales.

MODOS CLÍNICOS DE LOS AJUSTES DE INCLUSIÓN

No está fuera de lo común oír, incluso entre profesionales psicólogos, que las situaciones que involucran sufrimiento ético-político y antropológico no son objeto de la intervención clínica, ya que la solución de aquellas situaciones implicaría acciones políticas más amplias, en las cuales el psicólogo debería insertarse como uno más. Hay dos grandes equívocos aquí. En primer lugar, se confunde la situación generadora de sufrimiento ético-político y antropológico con el sufrimiento ético-político y antropológico en cuanto tal. En segundo lugar, se reduce el espectro de actuación clínica a las prácticas inspiradas en el cuidado médico. Adeptos a una comprensión de clínica en cuanto "ética"[13] –desvío en dirección a las manifestaciones del extraño en cuanto excitación (función *ello*), acción creadora (función de acto) e identidad ante el otro (función personalidad)–, creemos que el clínico, no es solo uno más en intervenir en los conflictos sociales o en las variables naturales que puedan estar generando sufrimiento ético-político y antropológico. El clínico es, sí, aquel que puede escuchar, en ese sufrimiento, el pedido de soporte, el pedido de inclusión; bien como aquel que, a partir de este pedido, puede acompañar el proceso de toma de decisión que cada sujeto sufridor (cada función acto) emprende frente a los conflictos y dificultades que esté viviendo. El clínico es aquel que cuida de la autonomía de los sujetos (funciones acto) envueltos en las situaciones de exclusión social y privación natural. Y la clínica, en este sentido, no es una práctica curativa, que deba ser ejercida en un consultorio a partir de una farmacia o de una biblioteca; ella es, sí, la coparticipación en una forma de ajuste creador, para el caso, un ajuste de inclusión antropológica y ético-político, cuya característica es justamente la formulación de una demanda, de un pedido de socorro. Al final, tan difícil como sufrir las consecuencias de un accidente o de una exclusión social es, a veces, lograr pedir ayuda.

Es teniendo a la vista la salvaguarda de esta dimensión ética, que se define como "apertura a las manifestaciones del otro (sea él una excitación, un sujeto, un deseo o la imposibilidad de uno de ellos)", que proponemos un retorno al significante "clínica". No estamos refiriéndonos a las clínicas dogmáticas, a las prácticas de administración de un saber junto al lecho (*Klinikós*); las cuales caracterizan el modo de actuar del médico. Tampoco nos estamos refiriendo a la clínica psicoterapéutica inspirada en los terapeutas alejandrinos, para quienes la suspensión de nuestras formas de vivir en provecho de un ideal (estético, religioso, moral, etc.), pacificaría nuestros conflictos pragmáticos. Nos estamos refiriendo, sí, a la práctica del desvío (*parénklisis*) en dirección al otro, se presente él como semejante o como lo otro desviante (*clinamen*). Para el caso que ahora nos interesa, estamos haciendo mención al desvío de nuestra atención en dirección a aquello que se manifiesta como sentimiento de exclusión (sufrimiento antropológico y ético-político) y pedido de socorro (ajuste de inclusión). Más que ver cuál es la necesidad material o por qué razón alguien nos pide, por ejemplo, comida, dinero, empleo o prestar oídos; nos interesa seguir el proceso de reconstrucción de la autonomía y del auto-reconocimiento de la función acto que nos hace ese pedido. Nos interesa estar junto a esa función acto, dondequiera que ella necesite estar para reconquistar su autonomía y volver a hacer ajustes creadores, suceda en nuestro consultorio, en una entidad de salud, en una empresa o en una plaza pública. Pero, ¿hacia donde, entonces, nos conduce esa deriva? ¿Cuáles son las manifestaciones clínicas del otro en sufrimiento ético-político y antropológico?

En nuestra experiencia clínica, observamos algunos contextos en que se configuran, con frecuencia, manifestaciones de sufrimiento antropológico y ético-político. Básicamente estamos hablando de los sufrimientos y de los ajustes de inclusión que testimoniamos en situaciones de enfermedad somática, emergencias y fatalidades, prejuicio, violencia de género y carcelaria, crisis reactiva, brote psicótico y subordinación al totalitarismo del estado de excepción. Nos interesa caracterizar los ajustes que ahí se producen y las posibilidades clínicas que tales ajustes reservan a los clínicos gestálticos[14].

6. Inclusión antropológica

MODOS CLÍNICOS DEL SUFRIMIENTO ANTROPOLÓGICO

INTERCURRENTES NATURALES, ESPONTÁNEAS O provocadas por causas que puedan ser atribuidas a la acción humana, pueden generar la aniquilación o convalecencia de ciertas representaciones sociales que constituyen nuestra identidad antropológica. Accidentes y desastres pueden determinar la desaparición de propiedades, monumentos, recordatorios; la enfermedad somática puede generar el comprometimiento no solo de nuestro cuerpo de actos, sino también, desencadenar la aniquilación de aquellas que son las representaciones más valoradas para cada cual, a saber, las representaciones relativas al propio cuerpo. En estas situaciones, quedamos muy vulnerables, ya que somos privados de los medios y recursos que constituían nuestra identidad antropológica. Por este motivo, solemos recurrir a aquellos que conviven con nosotros, especialmente familiares, por creer que haya más condiciones para acoger nuestro sufrimiento. Lo que no siempre es el caso. Y no se trata solo de una búsqueda objetiva de recursos que necesitamos para tratar de una enfermedad o situación peculiar de privación o de peligro. Puede ser que también necesitemos de una acogida en relación a nuestro luto o desespero, siendo este el motivo por el que, más allá de la solidaridad de los familiares, amigos, colegas y vecinos; la disponibilidad de los profesionales de salud es fundamental para que podamos recobrar representaciones que valgan para nosotros, además de la supervivencia anatomofisiológica, inclusión social digna.

En los campamentos montados para la atención de víctimas de desastres o sometidas a situaciones de riesgo, en la atención básica a la comunidad que recurre a los servicios de salud, en los hospitales o en las atenciones domiciliarias realizadas por los equipos de salud de la familia; el desafío de los clínicos es –más que reconocer el sufrimiento antropológico– conseguir identificar cuáles son los pedidos formulados por los sujetos del sufrimiento, cuales son los ajustes de inclusión que elaboran. Por consiguiente, tanto como las representaciones que fueron aniquiladas, es importante para los clínicos identificar los pedidos de ayuda, las quejas y los rituales de luto con los cuales las personas victimadas por emergencias, desastres y enfermedades somáticas, intentan reorganizar sus propias vidas sociales. Luego, no se trata de diagnosticar la enfermedad, la pérdida o la causa de ambas. Importa, sobre todo, acoger al sujeto de estas vulnerabilidades antropológicas –que son las situaciones de riesgo, accidente y enfermedad–, para que él pueda tomar decisiones, por ejemplo, sobre el tratamiento que quiera seguir. A veces, no se trata de un trabajo que los clínicos puedan hacer solos. La coparticipación del equipo multi y transprofesional, la inclusión de la comunidad y principalmente, el protagonismo del sujeto atendido, son condiciones fundamentales para el éxito de la acogida, que es el primer paso para la producción de un proyecto terapéutico singular, en los términos de aquello que es aconsejado, por ejemplo, en las políticas de humanización del SUS – Sistema Único de Salud brasileño (Brasil, 2009, 2010a, 2010b).

Pues bien, desde un punto de vista gestáltico, la acogida y la intervención en contextos de sufrimiento antropológico implican, para el clínico, la disponibilidad para asumir los pedidos formulados, sea por los colegas profesionales de seguridad, asistencia y salud; sea por las propias víctimas o convalecientes. Pero también, y principalmente, significan la disponibilidad para au-

BIOPODER, TOTALITARISMO Y LA CLÍNICA DEL SUFRIMIENTO

torizar la expresión de aquello que no tiene solución o remedio, que es el luto de los sujetos que perdieron los representantes de la propia sociabilidad. Hacer este luto es, para estos sujetos, el primer paso para la construcción de una nueva identidad.

SUFRIMIENTO E INCLUSIÓN EN SITUACIONES DE EMERGENCIA Y DESASTRE

EL DESARROLLO Y DIFUSIÓN de las tecnologías de representación gráfica y previsión de fenómenos climáticos y geológicos, permitieron un gran avance en las políticas de prevención e intervención en situaciones de riesgo y desastre. Unidas a la globalización de los servicios de información, aquellas tecnologías volvieron notorias las catástrofes que, a diferencia de antes, ahora pueden ser seguidas en tiempo real. Inundaciones, deslizamientos de tierra, movimientos sísmicos, maremotos, escapes nucleares, brotes virales, accidentes en minas, explosiones en naves espaciales, caídas de aviones comerciales, incendios forestales y escapes en oleoductos, son parte del cotidiano en los noticieros, los cuales, no obstante el alarmismo que puedan provocar entre los telespectadores imprudentes, o el entretenimiento que puedan significar para los perversos y banales observadores de la historia, favorecen las campañas de ayuda solidaria desarrolladas por diversos mecanismos internacionales en todas partes del mundo. Además, la experiencia de las defensas civiles y militares consolidó protocolos de intervención que, además de prevenir muertes y salvar vidas, humanizó las prácticas de salvaguarda, acogida y acompañamiento de soluciones a los sujetos afectados. Aun así, todos esos avances no lograron un entendimiento sobre el manejo del sufrimiento del cual se resienten los afectados como consecuencia de las pérdidas a que fueron sometidos. ¿De qué, exactamente, se resienten los sujetos cuyas representaciones sociales fueron diezmadas?

En las últimas décadas, la coordinación entre las acciones de la Defensa Civil, del Cuerpo de Bomberos, de la Guardia Nacional y de las Fuerzas Armadas, produjo una forma muy eficiente de actuar en situaciones de riesgo y desastres, en muchas regiones brasileñas. La capacidad de anticipación a los fenómenos, la priorización de la salvaguardia de la vida; los protocolos de acogida y la distribución y encaminamiento de los desalojados y sin casa lograron resultados expresivos, que volvieron humanas y eficientes las diferentes formas de asistencia a los sujetos victimados. Y ya se fue el tiempo en que las intervenciones eran espontáneas, encabezadas por voluntarios llegados de diferentes regiones, como si la propia comunidad afectada no fuese capaz de organizarse. Además de desconocer la realidad geográfica y antropológica de las regiones afectadas, los voluntarios a veces encarecían los exiguos espacios de alojamiento ofrecidos a las víctimas. De la misma forma, ya se fue el tiempo en que el manejo de los desalojados y sin casa, obligaba a los familiares a separarse unos de otros, para cumplir la determinación de separación entre hombres, mujeres y niños. Si es verdad que la seguridad de las personas exige una coordinación que evalúe los riesgos, la infraestructura y las suplencias más eficientes de organización social; también es verdad que la manutención de los núcleos familiares favorece el compromiso de cada uno en los proyectos de protección y reconstrucción de la realidad perdida. Por otra parte, el respeto a los lazos familiares en la colocación de las personas en los albergues y en los programas de repoblamiento, favorece este, que ha sido el punto oscuro de la intervención en situaciones de riesgo y accidentes, precisamente, la acogida y el tratamiento del sufrimiento. Es como si los propios familiares, agrupados, pudiesen soportar con más disposición las pérdidas a que fueron sometidos por la fuerza de la naturaleza. Pero, ¿Qué es lo que ha de ser soportado? ¿Cuál es la tarea de un clínico en situaciones de sufrimiento como las que estamos relatando?

Nosotros, los clínicos gestálticos, sabemos que, tratándose de nuestra participación en las acciones sociales de protección y recuperación de los estragos provocados por accidentes naturales o desalojos como consecuencia de emergencias, es necesario acatar las reglas y estrategias diseñadas por los especialistas en defensa de la población. La ayuda que un clínico gestáltico pudiera dar, deberá obedecer a las recomendaciones de la coordinación general de las acciones. Y no es porque el clínico se considere un especialista del alma humana por lo que dejará de recaudar colchones, preparar alimentos, barrer las áreas comunes en los albergues, negociar con sus pares y poderes públicos, recursos y políticas de humanización de la asistencia. Aun así, cuando estuviera en el ejercicio de esta colaboración práctica y coordinada, el clínico gestáltico puede, perfectamente bien, ocuparse del sufrimiento expresado por las víctimas de los accidentes naturales y geográficos. Sin embargo, necesita estar consciente de que este es un trabajo íntimo, que exige el respeto a las capacidades y disponibilidad de aquellos que fueron humillados por los accidentes antropológicos. Escuchar el sufrimiento es, sobre todo, escuchar el discurso que los afectados hacen en relación a aquello que perdieron, pues, en algún momento, la despedida en relación a lo que se fue, es condición para que puedan abrirse al futuro (deseable), o a las posibilidades (antropológicas) todavía disponibles. Se trata de un trabajo paciente y desinteresado de acogida a las quejas y lamentaciones, las cuales no se confunden con las tentativas manipuladoras, a veces presente en los discursos de las víctimas, para que nos responsabilicemos de la situación de sus infortunios.

Es verdad que, bajo la apariencia de un sufrimiento antropológico, las víctimas pueden ocuparse de fantasías, inhibiciones formuladas en otros momentos. O, incluso, no es imposible que produzcan formaciones psicóticas, para defenderse contra las demandas por excitación formuladas por quien con ellas convive en aquel momento. Actitudes antisociales, de la misma forma, pueden tomar lugar en estos episodios. Sin embargo, los clínicos gestálticos deberían poder distinguir todas estas formulaciones de las formas de expresión del sufrimiento, formas estas que son bien específicas, dado que siempre dirigen al clínico un pedido especial, que es la aceptación solidaria e incondicional de la confusión e incapacidad de discernimiento que estén viviendo. Pues, de hecho, en situaciones de emergencia y desastres, los sujetos afectados necesitan tiempo para organizar su realidad, ahora atravesada por el dolor de una pérdida, la cual no escogieron.

Es lo que vivieron, por ejemplo, las personas víctimas de los desastres naturales que afectaron el estado de Santa Catarina (Brasil) en diciembre de 2008. Después de un periodo de más de cien días con lluvias continuas, el litoral norte catarinense fue afectado por precipitaciones diluvianas que provocaron, además de inundaciones, deslizamientos que cambiaron para siempre la geografía de las ciudades de la región; causando la muerte de 140 personas y el desalojo de otras 79 mil. Las personas no solo tuvieron sus casas inundadas. En diversas ciudades, barrios enteros, fueron enterrados por el barro que descendió de las laderas encharcadas, incluso en lugares cuya vegetación estaba siendo preservada. Los afectados perdieron familiares, amigos, bienes y, como consecuencia, el conjunto de representaciones sociales que constituían el otro social en el cual se reflejaban. Perdieron, en este sentido, las referencias por medio de las cuales compartían valores e historias respecto de sí mismos, de las familias, de las comunidades y de las instituciones. Obligados a vivir en albergues y alojamientos improvisados, ya no vislumbraban los objetos y, a veces, las personas junto a quienes celebraban sus propias identidades sociales.

El encuentro con las personas en esas condiciones es una experiencia pasmosa. Más allá de la sombra de todas nuestras pérdidas, encontramos la aflicción de quien no logra encontrar un soporte a partir del cual pueda volver a conducirse. Las expresiones y movimientos, a veces desesperados, no se confunden con la hebefrenia de los autistas, que a cualquier costo intentan librarse de las intimaciones a las que no consiguen responder. La desorganización comportamental de las personas víctimas de pérdidas, tiene relación con el hecho de no hallar medios para conducirse, para tomar decisiones, para elaborar lo que estén viviendo o necesitando. Repiten comportamientos totalmente desarticulados con las demandas sociales presentes y que, en parte, recuerdan las búsquedas emprendidas en los ajustes de búsqueda (psicótica). Pero la búsqueda ahora no es de un saber sobre sí (como en el caso de los ajustes de llenado psicótico) y sí, de un saber sobre lo que está aconteciendo en el medio social. Pues, a consecuencia del accidente, este medio se volvió inhóspito. De esta forma, aquellos movimientos desorganizados son, en verdad, pedidos de socorro.

La intervención que creemos produzca un efecto de potenciación de la autonomía de la función acto en los sufridores, la elevación de las víctimas a la condición de protagonistas, es aquella que presta cuerpo al desesperado. Un simple abrazo, un mirar sin demanda, escuchar los lamentos, entre otras posturas que podamos asumir y que tienen relación con los ceremoniales sociales de solidaridad que aprendemos, producen un efecto muy grande en los sufridores. Son acciones que autorizan a la función acto en los sufridores a buscar una solución. Es como si nosotros estuviésemos garantizando el tiempo necesario para que los sufridores pudiesen representar, para sí mismos, lo que están viviendo en aquel momento, favoreciendo que comprendan las posibilidades inmediatas de que disponen, muy especialmente, la posibilidad del luto.

No es necesario un espacio privado, como un consultorio –incluso porque, en estas ocasiones, la especialidad está generalmente muy comprometida–, para que podamos ofrecer, a las víctimas de los desastres y emergencias, acogida solidaria. Mientras participamos de las actividades de retirar a las personas, organización de los espacios en los alojamientos, división de las tareas de infraestructura; mientras acompañamos a las personas más afectadas en los rituales de velatorio, entierro, despedida, o mientras nos hacemos secretarios de las asambleas y reuniones en que las víctimas se organizan para reivindicar ayuda o derechos, nuestra presencia –aunque silenciosa– asegura la intimidad que necesitan para autorizarse a elaborar, con el llanto, el grito, el disgusto o la lamentación, la "desnudez" antropológica a que fueron conducidas. Es fundamental, en este momento, por parte de los clínicos gestálticos, una actitud no demandadora; lo que significa, que ninguna tarea, incluso aquellas demandadas por las autoridades de las instituciones actuantes en la situación, puede estar por encima de nuestra actitud de tolerancia a la pérdida que las víctimas puedan estar viviendo. Se trata, por parte de los clínicos gestálticos, de una actitud cínica, como vimos en el capítulo anterior, por cuanto tenemos el coraje de elevar el sufrimiento humano a la condición de prioridad, incluso cuando la racionalidad de la intervención de defensa nos exigiese acciones coercitivas en relación a las víctimas.

Este cinismo, además, es fundamental para que podamos defender a las víctimas de las lecturas catastróficas o que buscan imputar culpa, dolo y responsabilidad sobre quienquiera que sea. También para defender a las víctimas, del proselitismo, sea este religioso o político, muchas veces empleado para sacar provecho de aquellos que sufren. No podemos jamás ignorar la crueldad que puede estar presente en los trabajos de ayuda humanitaria, en especial aquella crueldad que se hace en la forma de compasión, como si la tragedia, verdadero régimen de excepción, fuese justificativa para toda suerte de invasión: invasión asistencialista, sanitaria, psicológica, política, religiosa. Y todas estas prudencias deberían, en primer lugar, cuestionarnos a nosotros mismos, clínicos gestálticos, visto que no está fuera de lo común, que también busquemos en estos episodios la ocasión del ejercicio de la soberanía cruel, disfrazada de un título, por ejemplo, el de psicólogo. En respuesta a la crueldad de la excepción soberana de los

BIOPODER, TOTALITARISMO Y LA CLÍNICA DEL SUFRIMIENTO

discursos supuestamente humanitarios, el cinismo clínico gestáltico debe poder responder con la gratuidad, con la gratuidad no demandante, única forma de custodia real de la intimidad, de la cual el sufrimiento necesita para poder hacer una nueva realidad, inclusión antropológica.

SUFRIMIENTO E INCLUSIÓN EN SITUACIONES DE LUTO Y ENFERMEDAD SOMÁTICA

LA AMPLIACIÓN DE LAS políticas de saneamiento y distribución de renta, por un lado, y la ostensiva intervención tecnológica (farmacéutica y biomecánica) en el cuerpo humano, por otro, aumentaron considerablemente la longevidad de los seres humanos, al menos si comparamos los tiempos de hoy con los del siglo XVIII. Esto significa decir que, en algunos casos, nosotros conseguimos erradicar molestias, en los otros, conseguimos un mayor control de los síntomas y de los efectos de la enfermedad. Este mayor control, a su vez, posibilitó la supervivencia a los enfermos, pero, también, una mayor convivencia con los síntomas y con los efectos de la enfermedad. A veces pacífica, en otras muy dolorosa, esa mayor convivencia con la enfermedad profundizó, más allá del fenómeno del dolor y de la falencia metabólica y funcional, nuestro contacto con el "sufrimiento psicosocial o sociolingüístico" desencadenado por aquellos síntomas y efectos. Después que un cuadro agudo es revertido, la convivencia con las secuelas orgánicas es, en ciertas ocasiones, más tranquila que la convivencia con la piedad ajena. O, incluso, la convivencia con las limitaciones motoras y cognitivas es más fácil que la convivencia con las demandas "optimistas" de los "terapeutas de la alegría", los cuales, con la loable intención de ampliar las posibilidades de vida en los enfermos, acaban demandando aquello que no siempre los enfermos pueden y quieren ofrecer. No es del todo equivocado decir que el medio social no tolera bien el luto; y que las exhortaciones animistas, la interdicción de la queja y las demandas oportunistas dirigidas a los enfermos acaban desencadenando un cuadro de sufrimiento antropológico.

El sufrimiento antropológico en los contextos de enfermedad somática, tiene muchas semejanzas con lo que sucede en los contextos marcados por emergencias y desastres. Hay también aquí la falencia de un dato social que impide a la función acto producir una representación social con la cual pueda identificarse (función personalidad). Pero, esta vez, el dato, la representación social que se está perdiendo es el cuerpo anatomofisiológico (base de cualquier evento social). Sin este dato, independientemente del contexto en que estuviésemos insertos, no puede haber función acto. En la enfermedad, sin embargo, es apenas parte de ese cuerpo que no está disponible. Aun así, esa limitación impide a la función acto anhelar, en el futuro (como horizonte de deseo), modos de satisfacción (de sus excitaciones) específicamente ligadas al cuerpo ahora enfermo. No solo eso, el cuerpo enfermo priva a la función acto del disfrute de la imagen social con que él se identificaba hasta entonces. "Ya no soy más aquel trabajador bien dispuesto, que sabía todo lo que pasaba en mi sector", afirma el trabajador víctima de un accidente vascular cerebral. Las limitaciones motoras –que quedaron como secuela de la intercurrencia orgánica– amenazan su puesto de trabajo y su autoestima. Y los ejercicios y orientaciones de la fisioterapeuta, a los que el enfermo intenta corresponder, en algunos momentos son oídos como verdaderas declaraciones de su incapacidad laboral. La aflicción oprime al trabajador, pues, en su horizonte de futuro, él ya no encuentra un lugar para sí mismo.

La intervención en los casos de enfermedad somática no se sujeta, evidentemente, al tratamiento de la patología orgánica. No es esa la función del clínico gestáltico. La intervención está destinada, sí, a la preservación y restablecimiento de la autonomía posible que el enfermo pueda sostener. Se trata, así, de vitalizar la función acto que el enfermo pueda desempeñar. Pero, si el cuerpo

BIOPODER, TOTALITARISMO Y LA CLÍNICA DEL SUFRIMIENTO

está enfermo, o sea, con parte de su constitución anatomofisiológica no disponible, la tarea del clínico en ese momento es ofrecer
un cuerpo auxiliar. Al final, el enfermo necesitará encontrar un
doble que lo ayude a ajustarse en el campo. En otras palabras, la
función acto en el consultante atormentado necesita de un cuerpo
auxiliar que le dé las condiciones de, por un lado, continuar ope-
rando a partir de sus excitaciones junto a la realidad social, de tal
manera que desencadene un horizonte de expectativas (deseo).
Por otro, la presencia de un cuerpo auxiliar puede representar el
apoyo que el cuerpo enfermo o mutilado necesita para continuar
alzando las representaciones en las que disfruta de su propia humanidad, como forma de entretenimiento, celebración y fiesta;
perteneciente a una comunidad de pensamientos, sentimientos y
valores, modo de protagonismo relativo a una historia escrita en
nombre propio. Lo que, además, incluye el luto.

El cuerpo auxiliar o sustituto al que nos referimos puede ser
muchas cosas. Él puede ser la escucha clínica, un recurso lúdico,
una técnica de arte terapia, dinámicas en terapia de grupo, entre
otras formas. Pero, sobre todo, él debe poder ser la actitud de
autorización para que el consultante enfermo pueda manifestar
su ambigüedad, al mismo tiempo esperanzada de un tipo posible
de retorno a la realidad de antes, por otro lado, recelosa frente al
riesgo de ser tomada como motivo para la exclusión y para la
sátira. Y es aquí, específicamente, donde el clínico gestáltico debe
poder ofrecer esta que es, tal vez, la actitud más solidaria y gratuita de todas, que es el sigilo. Pues, en el sigilo, el clínico no solo
acoge lo que el consultante tiene que decir. Por no poder repro-
ducir a nadie más esta información, él desempeña en parte la
privación a que el propio consultante está sujeto como consecuencia de la convalecencia o de la pérdida de una parte o de un
aspecto de su constitución anatomofisiológica. En los ambientes
hospitalarios, de un modo general, muchos psicólogos clínicos
no saben lo que exactamente deben hacer, pues ellos no son re-
queridos por los consultantes en las unidades de internamiento.

Son antes los administradores y el equipo de salud que requieren el trabajo del psicólogo clínico, sea para vender a los consultantes la imagen de una atención integral (por la cual los consultantes puedan estar pagando), sea para domesticarlos ante las terapéuticas de los demás profesionales, contra las cuales seguidamente los consultantes se rebelan. Agobiado por estas demandas y arrinconado por el hecho de no saber hasta qué punto está hiriendo su propio código de ética, que veda el ofrecimiento de tratamiento psicológico a quien no lo solicita, el profesional psicológico se aproxima al lecho como quien invade la intimidad ajena sin haber sido invitado. Esto no significa, sin embargo, que él no tenga algo que hacer por el consultante hospitalizado. Pues, en la oferta del sigilo el psicólogo tiene una terapéutica concreta, de gran valor para el consultante, aunque esta terapéutica no sea utilizada para la realización de ninguna analítica clínica de la forma (*Gestalt*), como sucedería en caso de que el psicólogo fuera un terapeuta Gestalt recibiendo a su consultante en un consultorio individual. Sucede que hay mucha diferencia, para el consultante en cama en el hospital, saber que hay alguien a quién él puede decir o preguntar cosas acerca de las cuales nadie más tendrá conocimiento, sean familiares u otros profesionales de la salud; ya que para él puede ser muy embarazoso, por ejemplo, preguntar al enfermero por qué orificio le introducirán la sonda, o confesar que no tomó los medicamentos prescritos para antes de la cirugía. A él tampoco le gustaría que nadie supiese que está con mucho miedo, o que no confía en su pareja, o que sus negocios no tendrán éxito mientras él esté ausente. El paciente, a veces, quiere simplemente compartir secretos, con la certidumbre de que ellos solamente serian revelados en caso que a él le sucediera lo peor. Él puede querer, en fin, una complicidad, con la certidumbre de que por ella no necesitara hacer ninguna cosa, sino agradecer.

De hecho, es en el contexto hospitalario donde más nos encontramos con cuadros de sufrimiento antropológico motivado por enfermedad somática. Y aquí es siempre importante distinguir la queja relativa a los síntomas de la enfermedad y el sufrimiento como consecuencia de la pérdida de una determinada identidad subjetiva ante las expectativas sociales. Solamente este segundo es parte de lo que estamos llamando sufrimiento antropológico. Inclusive desde el punto de vista de las manifestaciones comportamentales, el sufrimiento antropológico es muy diferente de las manifestaciones corporales de dolor. A diferencia de estas, aquel no es un comportamiento desprovisto de meta. Al contrario, son actitudes que claramente dirigen un pedido de ayuda a alguien, incluso pudiendo ser de forma no verbal. Frente a estos cuadros, los clínicos no se sienten manipulados (lo que caracterizaría un ajuste neurótico), y si convocados a oír y a hablar sobre lo que está más allá del cuadro de convalecencia que los enfermos están viviendo, precisamente, la finitud o muerte. Las preguntas sobre la enfermedad no son especulaciones teóricas sobre lo que sea la enfermedad en sí misma, sino tentativas de comprensión sobre las consecuencias y posibilidades que, a partir de la enfermedad, el enfermo podrá contar o perder.

He ahí el ajuste de inclusión propiamente dicho. Frente a él, la intervención consiste en el ofrecimiento de recursos expresivos con los cuales los sufridores puedan, en primer lugar, elaborar el luto de las representaciones sociales a las cuales estaban identificados, lo que incluye el órgano o la función que estén perdiendo. La elaboración de este luto es muy difícil, sobre todo para el consultante, en la medida en que es necesario, antes de todo, vencer la vergüenza, el miedo a la exclusión y la desconfianza de que, incluso, el profesional pueda hacer del sufrimiento en cuestión un objeto de escarnio. No se trata de "paranoias", sino de emergencias reales vividas por alguien cuya imagen corporal está mudando. La actitud del clínico aquí es dar guarida y esperar el tiempo para las despedidas, una vez que, en el medio social, las ideologías del consumo no sabrán tolerar este tiempo. Muy rápidamente los familiares, amigos e, incluso, profesionales de la salud, demandaran una solución, una automotivación, como si llorar por lo perdido fuese desperdiciar la oportunidad de la felicidad; aunque ignoren que la felicidad en cuestión es la ajena, o sea, de aquellos que comercializan antidepresivos y venden productos de entretenimiento. En alguna medida, para los clínicos gestálticos, defender el tiempo del luto es enfrentar al otro capitalista, es enfrentar esta demanda de alienación con el deseo ajeno, que define la felicidad de masa.

En segundo lugar, la intervención debería asegurar al convaleciente la posibilidad de celebrar el pasado. Es impresionante como la llegada a la tercera edad o la vivencia de una pérdida en el propio cuerpo o concerniente al semejante amado abre campo para que el pasado se manifieste como nunca antes se había manifestado, al menos con tanta fuerza, como un dominio de celebración. Y no se trata solo del pasado relativo a las personas, órganos o funciones perdidos, y sí del pasado en su totalidad, como si, de ahí en adelante, él se habilitase a sustituir aquello que hasta ahí siempre fue función de la esperanza. Lo que es lo mismo que decir que, después de ciertas vivencias de pérdida, descubrimos que recordar puede ser tan poderoso cuanto lo es la esperanza. Y el trabajo clínico, una vez más aquí, desafía la cultura de la virtualidad, de los mercados futuros, a favor del rescate de esta tradición que la velocidad de los tiempos modernos prácticamente hizo desaparecer, esto es, el entretenimiento familiar en torno a las historias contadas por los ancianos, cuando ellos aún podían vivir con sus familias. Además de ser una actividad casi plástica para los propios clínicos, representa, para los consultantes, una reinvención de la historia, la elevación de las memorias a la condición de representantes mayores de la antropología. Para los consultantes terminales, a veces, recordar hechos es el "analgésico" más poderoso.

Lo que no impide, evidentemente, que los clínicos deban y puedan discutir nuevas posibilidades de inserción social cuando no se trate de consultantes terminales. He aquí el tercer eje que

BIOPODER, TOTALITARISMO Y LA CLÍNICA DEL SUFRIMIENTO

creemos fundamental en la intervención junto a consultantes victimados por diferentes modalidades de pérdidas. Buscar información sobre otros consultantes que vivieron situaciones similares, sobre asociaciones y grupos de militancia en torno a causas que impliquen la mejora de las condiciones de vida de las personas acometidas por los mismos síndromes o enfermedades, son actitudes que abren no solo el campo de la solidaridad compartida entre iguales, sino también posibilitan al consultante nuevas experiencias, nuevos contactos humanos y políticos, a fin de descubrir nuevos horizontes de deseos. El clínico, aquí, puede agenciar esa ampliación de la humanidad de su consultante, favoreciendo contactos y asociaciones con otros profesionales y consultantes, buscando fortificar una red que, al mismo tiempo que ofrece resistencia a las formas dominantes de socialización de las cuales, muchas veces, los consultantes (victimados por algún tipo de pérdida) son excluidos, también crea nuevas formas de satisfacción y felicidad, cual contradiscurso diversificador, en los términos de Michel Foucault (1979a).

7. Inclusión política

AJUSTES DE INCLUSIÓN EN LAS SITUACIONES DE SUFRIMIENTO POLÍTICO

LAS SITUACIONES DE SUFRIMIENTO político, así como las de sufrimiento antropológico, también hacen relación a la pérdida de las representaciones con las cuales estábamos identificados. Esta vez, sin embargo, la pérdida es a favor del deseo del otro dominador. Seducidos por la ideología de la felicidad proporcionada por el consumo, alienamos nuestras representaciones (nuestras casas, nuestros automóviles, nuestras joyas, derechos laborales e, inclusive nuestro propio cuerpo) a favor de crédito financiero, hipotecas más altas, intereses más baratos, participaciones societarias en empresas en las que un día fuimos empleados, así como a favor de un nivel de consumo de objetos perecederos, con validad programada, endulzados y aromatizados artificialmente, herméticamente pasteurizados, y que prolongan para otros contextos inimaginables el más sublime de todos los objetos de consumo, precisamente, el rey sexo, que hace de la cerveza (para no hablar del cigarrillo, de los energéticos, de las cafeínas, entre otros) una rubia (preferida por los hombres "blancos", como aseguran las películas de Hollywood) helada (al final, ¿qué maleficio podría haber en la industria transnacional al emplear niños orientales en el montaje de electrodomésticos?).

El sufrimiento, en estos casos, está relacionado con el cebo de la propuesta capitalista que, al comprar la "naturaleza" antropológica que nos constituía a cambio de empleo, casa, estado de derecho, felicidad y hasta rebeldía (como en el caso de los adeptos de la contracultura estadounidense de los años 1960, lo que también incluye cierto tipo de Terapia Gestalt), nos hizo rehenes de las deudas contraídas en nombre de objetos que, en verdad, nunca cumplen lo que prometen, encadenándonos en una rueda de consumo alimentada por la insatisfacción. En nombre de estas deudas, bajo el manto de la insatisfacción, necesitamos producir cada vez más, sacrificarnos hasta el límite de lo tolerable, dado que, no obstante a las evidencias contrarias, como nos muestra Viviane Forrester (1997, p. 7) en su libro *El horror económico*, continuamos creyendo que, algún día, llegaremos a ver a alguien enriquecido a cuenta de este sufrimiento que atiende por el nombre de "trabajo". Lo más impresionante es que ni siquiera las inhibiciones que construimos (con el objetivo de impedir que nuestros propios deseos confundan nuestra devoción alienada al deseo capitalista) escaparan a la astucia de este hambriento señor, que nos demanda terapia, análisis, prácticas libertadoras de emancipación catártica, emocional. Al final, como dice la definición de la Organización Mundial creada por la ONU para perpetrar las biopolíticas capitalistas: salud es un estado de bienestar físico, mental y psíquico, por cuanto –y esta parte ciertamente no está en el sitio de la OMS– los procesos de industrialización predatorios de la naturaleza necesitan de agentes que, más que producir, tengan condiciones de aumentar, en la forma de consumo, el mayor patrimonio del capitalismo, a saber, la deuda, sea ella personal o pública.

De estas afirmaciones no dimana que las prácticas clínicas, incluso la gestáltica, por lo menos la terapia Gestalt alineada con la crítica social de Paul Goodman (1951) y Laura Perls (1991), operasen todas ellas al servicio de la expansión de la cultura del consumo. Al contrario, la clínica gestáltica, como una más entre tantas, se sedimentó como uno de los más importantes espacios de resistencia y crítica al deseo capitalista predatorio. En primer

BIOPODER, TOTALITARISMO Y LA CLÍNICA DEL SUFRIMIENTO

lugar, porque siempre se propuso dar acogida a estos dos elementos intolerables en las víctimas de la cultura del consumo, según la propia óptica del consumo, esto es, el síntoma y la protesta.

Cuando hablamos de síntoma, tenemos a la vista las formaciones suplementarias, por cuyo medio aquellos que son obligados a declinar del propio deseo en provecho del deseo capitalista, intentan lidiar con la frustración y con la ansiedad de precisar esconder, de sí mismos, el malestar que viven junto al otro capitalista. Si para el otro capitalista el síntoma es algo a ser tratado, curado, para la clínica gestáltica se trata, antes de todo, de algo a ser acogido. Es verdad que, en algún tiempo, el propio consultante puede autorizar su deseo y, de ahí en adelante, no necesitar más hacer el síntoma. Pero, hasta ese momento, e independientemente de que ello suceda, la cuestión es poder hacer frente a las exigencias del otro capitalista, a quien no interesa ni nuestro deseo ni nuestros síntomas, solo nuestra adhesión a su deseo de volvernos sus deudores. Luego, la primera tarea de una práctica clínica crítica es permitir que los síntomas sucedan a su modo y en su tiempo, no tanto en razón de lo que buscan inhibir, sino en razón de la insubordinación que puedan representar para el otro capitalista, primera forma de emancipación a ser buscada.

Cuando nos referimos a las protestas, tenemos a la vista las formas de resistencia establecidas por los sujetos del deseo contra el deseo dominante del otro capitalista. Entre las formas de resistencia, podemos listar las posturas banales (de banalización de las instituciones públicas) y antisociales (de conspiración contra las formas de poder). Pero, sobre todo, tenemos a la vista las formas espontáneas de resistencia. Tal como nosotros las encontramos en los movimientos sociales y en las organizaciones políticas de defensa de los intereses de las minorías y de las poblaciones –humana y animal– explotadas. En tales formas y organizaciones, los sujetos formulan pedidos de ayuda solidaria para que puedan, más que combatir los intereses dominantes del capitalismo, tener reconocidos los propios deseos, representativos de las condiciones éticas y antropológicas y de las ambiciones económicas de las poblaciones que representan o con las cuales están identificados.

Sin embargo, los síntomas y los pedidos no son todos iguales, como sabemos. Cumplen diferentes funciones, a veces para mantenernos defendidos de nosotros mismos y del enfrentamiento que podríamos provocar contra el otro capitalista, otras veces simplemente para defendernos del propio otro capitalista, dado que su interés en nuestra alienación a su favor no encuentra en nosotros resonancia plausible, tal vez porque no tengamos nada que alienar. Ahora, comprender las diferentes funciones de los síntomas y de las protestas y acogerlos a su modo, constituye no solo el primer momento de una clínica, por ejemplo, de la neurosis, de la banalidad, de lo antisocial y de la psicosis. Constituye también una clínica singular, la clínica de la acogida a las formaciones por las que los consultantes logran, mínimamente, mantenerse al margen del circuito de consumo exigido por la alienación. Proteger estos síntomas y manifestaciones de protesta y reivindicación, por consiguiente, es impedir que fracasen; es colaborar para que ellos continúen cumpliendo la función de resistencia política que, a duras penas, consiguieron instituir. Y aunque ellos no puedan ser considerados deseos políticos, son al menos, representaciones sociales junto a las cuales los consultantes permanecen defendidos.

De donde, además, se sigue otra prudencia a ser observada por los clínicos, que es la de no confundir los síntomas con deseos, no exigir que funcionen como deseos, lo que puede llevar a la intensificación de aquellos, a punto de desencadenarse una crisis (neurótica). En vez de alzar los síntomas a la condición de contradiscursos, como pretendía Foucault, tal vez fuese mejor comprenderlos como ajustes de inclusión en un dominio antropológico en que sus sujetos se sentirían protegidos.

EL SUFRIMIENTO Y EL AJUSTE DE INCLUSIÓN
EN LAS SITUACIONES DE CRISIS REACTIVA

CUANDO EL MEDIO SOCIAL, en razón de su afán productivista, alienado con los ideales consumistas del otro capitalista, no tolera más los ajustes neuróticos (o evitativos) producidos por determinado sujeto, éste sujeto se encuentra en situación de sufrimiento político. Esto es así porque nadie más quiere saber de las manipulaciones operadas por este sujeto. Es cierto que tales manipulaciones cumplen, en tesis, la función de delegar, a los semejantes, la responsabilidad por el malestar (ansiedad) que el propio sujeto manipulador siente (por haber inhibido sus propios deseos). Pero, en primer lugar, deberíamos preguntarnos lo que llevaría a este sujeto a inhibirse a si mismo. Además, deberíamos comprender que, más que formas de lidiar con el malestar consecuencia de la inhibición sistemática de los propios deseos, después de un tiempo, las manipulaciones –a las cuales llamamos ajustes neuróticos (o evitativos)– constituyen la propia realidad antropológica del sujeto supuestamente inhibido. O, incluso, las manipulaciones constituyen la propia identidad social por la que tal sujeto es conocido, por ejemplo, como neurótico, manipulador, pesado, inseguro, arrogante, en fin, todo un repertorio de atributos motivados por el estilo manipulador que ostenta. Con todo, a partir del momento en que nadie más quiere saber de jugar el juego de este sujeto manipulador, ¿qué sucede con su antropología? En alguna medida, él queda tan desnudo cuanto las personas desalojadas o sin casa como consecuencia de las emergencias y desastres.

Supongamos una situación en que el medio social no tolera más las manipulaciones neuróticas por las cuales alguien intenta disminuir la ansiedad, consecuencia de la inhibición inconsciente de sus propias excitaciones. Resultado de esa intolerancia, nuestro personaje neurótico no puede más producir ajustes de evitación. Más allá de la ansiedad, él ahora va a enfrentar un cuadro de aflicción como consecuencia de la exclusión social de sus comportamientos. La alternativa que encuentra es radicalizar sus comportamientos, a punto de provocar, en los semejantes y contra sí mismo, un cuadro de violencia física y moral a la que llamamos "formación reactiva". La consecuencia de la cronicidad de las formaciones reactivas es la aniquilación de las identificaciones (o representaciones sociales manipulativas) en las cuales el sujeto (neurótico) se apoyaba hasta ese momento. He ahí la crisis reactiva, que es un estado crónico de formación reactiva dirigida contra sí y contra los semejantes, estado este que configura más una modalidad clínica del sufrimiento político.

Es verdad que, a veces, la frustración social de un ajuste de evitación puede favorecer al neurótico. El rechazo de las personas para participar de una manipulación puede llevar al neurótico a la suspensión de sus propios hábitos inhibitorios en provecho de nuevos ajustes creadores, lo que muchas veces significa enfrentar al otro capitalista. Sin embargo, incluso en esas situaciones, es necesario que el medio social entregue soporte para que aquellos ajustes creadores acontezcan. Si ese soporte no es ofrecido, no hay modo como la función acto en el neurótico retome la regencia de la vivencia de contacto. Tal función va a quedar en el vacío, en el vacío de posibilidades, lo cual es un estado aflictivo, de sufrimiento político. De este modo, sea por no dar derecho de ciudadanía a un ajuste neurótico, sea por privar a una función acto de datos que le permitan sobrepasar los ajustes neuróticos, la intolerancia social está en la génesis de este tipo especifico de sufrimiento político, al que llamamos crisis reactiva y que no es otra cosa sino la falencia social de la neurosis.

Por cierto, intolerancia es la actitud más característica de los dispositivos capitalistas de vigilancia, que buscan disciplinar a los sujetos con el régimen de producción y de consumo. Tal consumo, además, cumple la función de un dispositivo de saber, pues vela por la verdadera función de la alienación biopolítica en el trabajo: la generación de deuda. Pues bien, los sujetos manipuladores (neuróticos), a su modo, transgreden esta lógica. Al final, hacen producir al otro, transfieren las deudas por las cuales deberían trabajar a los semejantes. Y como esa maniobra generalmente se muestra ineficiente, a los ojos del otro capitalista, se pierde ahí tiempo y dinero. Luego, es necesario tratar al neurótico, hacerlo volver a producir y a consumir, destruir sus estrategias de manipulación. La ambición del capitalista aquí no tiene límite: como si no bastase haber exigido de los sujetos de acto la renuncia a los propios deseos, (renuncia ésta vivida como inhibición sistemática de sí), el capitalista ahora exige, de estos mismos sujetos, la renuncia a la satisfacción posible que encontraron para el malestar consecuencia de la inhibición que imputaron a sí mismos, o sea, la manipulación. Se exige, en fin, una renuncia "al cuadrado", cuya consecuencia es un sufrimiento también "al cuadrado": además de desistir de los propios deseos, ellos también acabaron teniendo que desistir de la humanidad (neurótica) que construyeron.

Con esto no queremos decir que la crisis reactiva desencadenada por esa secuencia de demandas, sea indicio de que el sujeto neurótico desistió de luchar. Al contrario, creemos que los sujetos en crisis reactiva son bravos guerreros, que no sucumben a las exigencias del otro capitalista. Luchan hasta el fin, no se dejan alienar por entero en la cadena del consumo y consecuente insatisfacción. Se vuelven violentos, se fijan en comportamientos fóbicos, se deprimen, pues, en fin, hay innumerables y creativas formas de reaccionar, de hacer formación reactiva. Cada una de ellas es una tentativa aflictiva para detener la exigencia capitalista por alienación en el productivismo y consumismo de masa. Razón por la cual, desde la perspectiva clínica, de una clínica gestáltica, las formaciones reactivas, antes de ser desmanteladas, deben poder ser animadas, no en su modo manipulador y aniquilador, y si en cuanto una posición crítica de enfrentamiento a las demandas por alienación sistemática a la cultura del consumo.

Un ejemplo de esta situación es la crisis (o ataque) de pánico. Sino en su origen (como causa de una inhibición que evoluciona hacia una formación reactiva y se cristaliza como síndrome), al menos como su elemento desencadenador, creemos que, en el pánico, haya siempre una demanda (político-económica) ostensiva que los sujetos no quieren o no logran satisfacer. Es el caso, para tomar un ejemplo clínico, de un sujeto que, para ser piloto de avión de una gran compañía, tendría que cambiar su domicilio fuera del país, además de someterse a una rigurosa dieta. Seguir estas recomendaciones –según el joven piloto– equivalía a perder el vínculo con lo más importante de su vida: su madre. A pesar de las protestas del padre y de la falta que hacía a los amigos, el joven piloto no permitía que nadie, además de él, se encargase de asistir a la madre ahora enferma. No descuidaba cambiar con ella recetas culinarias, porque desde hacía mucho tiempo la comida era el modo como se transmitían amor recíprocamente. Y si no podemos afirmar que el amor por la madre fuese el deseo que la dieta vino simbólicamente a inhibir, podemos al menos decir que, de ahí en adelante, la humanidad por entero se torno responsable de este rompimiento con algo que la comida representaba y que ni el mismo joven piloto comprendía. El padre no podía entender tamaña resistencia para adelgazar. Especialmente no comprendía por qué postergar tantas veces los exámenes de admisión, pues el tiempo urgía. Toda contingencia era motivo para que él interrumpiese la dieta y remarcase los exámenes clínicos. Y cuando nadie más podía soportar las maniobras del joven para impedir que otras personas cuidasen de la madre, cuando todos comenzaron a exigir de él una definición profesional, la escena abyecta de la masa encefálica escurriendo por el asfalto de una pista de carreras en una película que viera en su propia casa, fue motivo suficiente para que desarrollase la certidumbre de que derribaría los aviones que fuese a pilotar, a punto de no soportar oír la palabra "frenada". Mantenía ahora distancia de los aeropuertos y de las carreteras. No podía sentir el olor de asfalto que le provocaba frío en la espina dorsal y la sensación de que su cabeza iba a explotar. Ya no podía volar más, pues la visión de la pista lo llevaba a las escenas de la película; comenzaban entonces las crisis respiratorias, los espasmos, lo que él mismo denominaba pánico. La ansiedad se volvió entonces intolerable y él no encontró en el medio social soporte, fuese para delegarla, fuese en fin, para operar una acción creativa, por ejemplo, desistir de la aviación y emplearse en un restaurante. La alternativa que le quedó fue defenderse fóbicamente, regresar a un estado infantil, donde se sentía más seguro, como cuando fue autorizado por la madre a no ir más a la escuela, al menos en aquella semana, pues el hecho de haber testimoniado un atropellamiento, de haber estado muy cerca de aquel cuerpo cuya cabeza se deshacía en el asfalto rayado con la frenada, justificaba que quedase integralmente al cuidado de la cocinera. Y fue entonces cuando él pudo acordarse de los conflictos domésticos, en los cuales, según su propia fantasía, había motivo para la violencia contra la madre, que lo protegía. Pues el padre lo quería "volando alto", no atemorizado entre mujeres. ¿De qué desistió para volverse aviador? Él no sabía a ciencia cierta de qué. Sabia, sin embargo, que las exigencias de ahora eran las mismas del pasado, solo que elaboradas en torno a otro tema: el empleo. Y si, en fin, ellas no podían dar tregua, si no podían tolerar el vínculo afectivo y culinario con la madre, tampoco cesarían las crisis respiratorias, los espasmos musculares, todos los síntomas de pánico.

Tales reacciones, en verdad, son pedidos desesperados de ayuda. Desesperados en la medida que no saben qué pedir, o qué esperar. La regla básica es no confrontarlos. Al contrario, es necesario acoger los pedidos desesperados, comenzando con un trabajo de atención a la respiración, después a la motricidad y, finalmente, atención a los contenidos semánticos (función personalidad) que tal persona pueda articular con el habla. En ese momento, entonces, es necesario identificar cuáles son las demandas que exigen de él la suspensión de sus propios ajustes (de evitación). Es necesario identificar contra quien, además de él mismo, dirige las formaciones reactivas. El manejo del medio familiar y social es de fundamental importancia para que, poco a poco, el sujeto recobre su autonomía. Cuando las crisis reactivas suceden en situaciones de consultorio o de trabajo terapéutico en grupo, no es recomendable cualquier tipo de puntualización respecto a los deseos, aparezcan ellos como hábitos motores y lenguajeros, afecciones o fantasías. Tal puntualización solamente tendría caso considerando si el consultante respondiese a las intervenciones por medio de ajustes de evitación. Pero la crisis reactiva es justamente la falencia del ajuste de evitación. En esta situación es fundamental que el clínico pueda ayudar al consultante a identificar cual es el dato que pueda restablecer para él la seguridad.

EL SUFRIMIENTO Y EL AJUSTE DE INCLUSIÓN EN LOS CONFLICTOS SOCIALES (POLÍTICO-ECONÓMICOS)

SI ES VERDAD QUE los lazos sociales son invenciones históricas que viabilizan, por un lado, la conservación y la ampliación de nuestras identidades antropológicas (instituciones, valores y pensamientos), y por otro la producción y realización de los vínculos de poder que definen el deseo (en sentido amplio), también es verdad que, en nombre del deseo, los lazos sociales conforman incontables escenarios de conflicto político, cuya consecuencia frecuente es que sean diezmadas las propias identidades antropológicas. Sin adherirse a la tesis foucaultiana (1976, p. 135) sobre la omnipresencia de los dispositivos de poder, podemos al menos reconocer que, tratándose de las relaciones pautadas por el deseo, todas ellas son eminentemente conflictivas, una vez que consisten en dispositivos de dominación desempeñados por diferentes sujetos. Cuando los objetos de deseo de los diferentes sujetos son distintos, la tolerancia a la voluntad de poder de cada cual es relativamente generosa. Pero cuando el objeto deseado es el

BIOPODER, TOTALITARISMO Y LA CLÍNICA DEL SUFRIMIENTO

mismo, o cuando los sujetos deseadores son obligados a trabajar por el deseo de un sujeto dominante, como sucede en las relaciones capitalistas de fabricación y alienación de la deuda, las disputas son inevitables. Conforme a la letra de Foucault (1976), podríamos decir que ellas se vuelven la forma posible de ampliación diferenciante de los sujetos deseadores. Se trata de reivindicaciones antropológicas (a las que también denominamos ajustes de inclusión) a favor de la multiplicación de las posibilidades (políticas) de producción de deseo. Esta constatación nos llevó a reconocer, en los movimientos sociales (de reivindicación y defensa de los derechos civiles, de ampliación de las posibilidades de inserción social, de protesta contra las injusticias y a favor de los excluidos) –sean ellos promovidos de forma espontánea o capitaneados por organizaciones sindicales, asociaciones civiles, representaciones de clase o instituciones de defensa del interés público–, genuinos ajustes creadores, pedidos de inclusión antropológica en pro de la superación de un estado de sufrimiento político generalmente desencadenado por conflictos. ¿Qué tarea podría desempeñar ahí un clínico?

Los conflictos sociales pueden ser investigados, en cuanto a su génesis, a partir de por lo menos, dos puntos de vista distintos y complementarios. O se comprende el conflicto social desde un punto de vista económico, esto es, desde el punto de vista de una determinada cadena de producción de valor a partir de la naturaleza, o se comprende el conflicto social desde el punto de vista de las relaciones políticas en él implícitas y que hacen relación a los contratos mediante los que los deseos pasan a contar con una regulación antropológica, que es la justicia política. La exclusión política, la mayoría de las veces, tiene como fondo una exclusión económica.

En la exclusión económica, se priva al sujeto de actos de la única fuente posible de riqueza, que es la naturaleza. En las economías capitalistas, para que pueda valer como riqueza es necesario que la naturaleza esté alienada en forma de propiedad,

135

empleo o valor de circulación (moneda) a favor del interés de los sujetos de acto. Y aunque, en la presente obra no nos interese determinar con rigor la relación entre los sistemas productivos y las situaciones de sufrimiento, podemos al menos decir que, en estas situaciones de sufrimiento, específicamente económico, la naturaleza que alienamos no es revestida de riqueza suficiente para nuestra supervivencia. O, la riqueza que nos es entregada es mucho menor que aquella efectivamente producida por nosotros mismos. Este es el caso de los lazos sociales, como el empleo, en que aquello que sería, para nosotros, una fuente de riqueza (nuestro cuerpo, nuestro tiempo o lo que él haya producido) es expropiado de su valor a favor de un tercero (sea este el estado de derecho, una corporación económica o una causa ideológica, como la defensa del medio ambiente, o la salvaguardia de la salud de las instituciones financieras). Los análisis político-económicos de Karl Marx (1867) sobre la *Mehrwerk* (plusvalía) son decisivas para aclarar el origen de este tipo específico de sufrimiento económico que es la desvalorización de los salarios en relación a los productos producidos a cambio de estos salarios. Por más discutible que pueda ser la tesis de que la fuente del "lucro" capitalista sea el trabajo a mayor no indemnizado (plusvalía) por los dueños de los medios de producción, es incontestable que los asalariados están para siempre imposibilitados de enriquecer mientras permanezcan asalariados (de acuerdo con Forrester, 1997). Y, tarde o temprano, la propaganda ideológica fracasa en su intento de sustentar esta ilusión económica, que es la ilusión en torno al poder de compra de los salarios. La desesperación económica recae sobre los presupuestos de los trabajadores, que en cuanto reciben sus proventos ya necesitan pensar en alternativas de supervivencia como consecuencia de lo insuficiente de sus quejidos. Lo que, por fin, justifica el surgimiento de organizaciones, legislaciones y movimientos sociales en defensa de las causas laborales. Y lo más impresionante, en algunos casos, es que ni siquiera la reali-

BIOPODER, TOTALITARISMO Y LA CLÍNICA DEL SUFRIMIENTO

dad inestable de las economías domésticas convence a algunos trabajadores de la necesidad de reaccionar, como si la participación en paros y acciones judiciales representase algún tipo de conspiración que justificase el despido o la exclusión laboral. En verdad, los dispositivos de saber controlados por los capitalistas se encargan de diseminar una cultura terrorista, que incluye desde las amenazas directas a los trabajadores y familiares, hasta la seducción de los sindicatos y de los poderes estatales. Y es por estas razones que, en la huella de Phillip Lichtenberg (1990)[15], creemos que los clínicos gestálticos tienen una importante función que cumplir, que es ayudar a los trabajadores a ampliar sus comprensiones acerca de las dificultades económicas que estén sintiendo. Contra los dispositivos de saber controlados por el capitalismo, los clínicos gestálticos deberían poder cuestionar las representaciones sociales a favor de las cuales los trabajadores alienan sus deseos políticos de enriquecimiento.

Por cierto, es preciso tomar en cuenta la fuerza de este gran invento capitalista que es la propaganda. Incluso cuando se vuelve escandalosa en razón de la distribución de la riqueza entre el capital y el trabajo, la propaganda capitalista consigue diezmar las fuerzas de resistencia laboral, radicalizando la propuesta ideológica que vincula la riqueza al poder de consumo. Y si la propaganda no puede fundamentar el consumo en el salario, puede hacerlo por intermedio de esta otra invención capitalista, la más cruel de todas ellas, que es el crédito. A través de este medio, como vimos, especialmente en el capitulo anterior, el capitalismo no solo se apropia de los cuerpos de los trabajadores a cambio de salarios, sino también se queda con los propios salarios, ahora comprometidos con las deudas contraídas en razón de adoctrinamiento mediático de carácter consumista. La deuda se vuelve el motor de la cadena productiva, que no escatima ni siquiera a los estados, transformados en clientes de financiamiento originalmente destinados a la mejora de las condiciones de vida de la población, pero efectivamente utilizados en el enriquecimiento

137

MARCOS JOSÉ MÜLLER-GRANZOTTO E ROSANE LORENA MÜLLER-GRANZOTTO

de las elites nacionales. Lo peor, en este caso, es que la deuda pública pasa a ser pagada por todos los ciudadanos, en especial por los pequeños y medianos empresarios y por los trabajadores en general. Imposibilitados de crecer y obligados a repasar a los productos comercializados la cuenta de los impuestos creados para el pago de las deudas del estado, los empresarios de las economías nacionales no tienen alternativa sino dejar de pagar, o repasar a los trabajadores los costos de esta ilusión llamada financiamiento capitalista de las economías nacionales.

Hay, además, un tipo de exclusión económica aún peor. Se trata de aquella en que somos excluidos de los lazos sociales en que una naturaleza pudiese estar alienada (valorada) a nuestro favor. No somos reconocidos como naturaleza productiva, mercado consumidor, fuente de riqueza. Nuestras costumbres, nuestros cuerpos y nuestro tiempo no le interesan a la economía oficial, de ahí que vivamos al margen del sistema productivo de riquezas. Este es el caso de los sin casa, de los sin-oportunidad-de-inclusión-en-el-mercado-del-trabajo, sea por razones étnicas, religiosas, de género, entre muchas otras. En rigor, este tipo de exclusión caracteriza un sufrimiento que es antes ético que político, una vez que el aniquilamiento radical de las representaciones sociales que valiesen un lugar en la cadena productiva compromete no solo los deseos, sino también la propia sobrevivencia de los sujetos de acto. Estos no son reconocidos ni siquiera como ciudadanos, lo que vuelve impunes cualesquier actos de negligencia practicados por el estado y por los ciudadanos comunes contra aquellos.

En el caso de la exclusión política, somos privados de los contratos sociales (sean ellos institucionalizados o no) que reconocerían nuestro derecho a ejercer una forma de poder (como, por ejemplo, el voto, la petición o la autodefensa). La exclusión política generalmente tiene una motivación económica. Cuando no cumplimos la función o el desempeño esperado por la cadena productiva, somos privados del derecho de decidir sobre ella. La

BIOPODER, TOTALITARISMO Y LA CLÍNICA DEL SUFRIMIENTO

exclusión acontece de diferentes formas, algunas de ellas política-
mente institucionalizadas, como la que retira, de los sujetos de las
formaciones psicóticas (especialmente los brotados), la imputa-
bilidad, pero también la autonomía civil. La institucionalización
de la exclusión política, por otra parte, no depende de la existencia de instituciones políticas. En los estados de excepción, conforme nos enseña Agamben (1995a), la exclusión puede ser
ejercida en la forma de representaciones sociales alineadas con la
ideología soberana y que inflingen, a las personalidades indeseables, las más diferentes formas de sanciones.

Intervenir en situaciones de exclusión político-económica
significa estar disponible para acompañar a los excluidos en sus
pedidos de socorro, procurando ayudarlos a encontrar los medios por los cuales ellos puedan ser oídos y atendidos en sus pedidos. Aunque ni siempre podamos actuar frente a los conflictos
a favor de nuestros consultantes, ni menos aún asegurarles la
efectiva inclusión en los espacios que reivindican, podemos al
menos ayudarles a comprender la legitimidad política de lo que
pleitean, por tratarse de un genuino movimiento de defensa de la
ciudadanía del propio deseo. Tal envuelve: i) ayudarlos a identificar sus necesidades (y no sus excitaciones o deseos); ii) ayudarlos a reconocer y constituir al "semejante" junto a quien puedan
merecer atención y resultado; y iii) ayudarlos a ejecutar las tareas
que puedan valer el rescate de un lugar social. Sin embargo, esto
no significa "hacer por". El trabajo de acompañamiento de alguien en sufrimiento político-económico no caracteriza una
forma de asistencia social. Se trata, como en toda clínica gestáltica, de un "entrenamiento" o "ampliación" de la autonomía de la
función acto. En el caso de los ajustes de inclusión económica y
política, se trata de favorecer la autonomía de la función acto en
la construcción de un pedido de inclusión en una red productiva
o en una representatividad política. Es necesario considerar incluso, que la intervención gestáltica nunca es normativa. Ella no
busca "defender" o "criticar" una ideología específicamente. Lo

139

que está en juego es ayudar a alguien a comprender y hacer su opción económica y política.

En este sentido, vale recordar la posición de Foucault, según la cual no cabe al intelectual –y conforme a nuestro entendimiento, tampoco al clínico gestáltico– la representación de los excluidos. No se trata de hablar en nombre de los excluidos y asumir la posición de portavoz en la lucha de los derechos. Tampoco hacerse parte en partidos con el objetivo de encontrar soluciones. Como ya dijimos, la diferencia de Marx (1867) y de Sartre (1948), y siguiendo las huellas de Merleau-Ponty en *Humanismo y Terror* (1947) y en *Las aventuras de la dialéctica* (1955), Foucault no cree que la tarea de la filosofía y de la crítica sea transformar el mundo. De la misma forma, creemos que esta no sea la tarea de los clínicos. Estos no deben ser confundidos con activistas políticos. Si es verdad que, en cuanto ciudadanos, ellos tienen el derecho y el deber de luchar por los contratos que representan sus deseos, en cuanto profesionales (cínicos), los clínicos deberían poder ocuparse de aquellos que, en razón del sufrimiento, no consiguen siquiera formular sus deseos de enfrentamiento político al otro capitalista. De esta forma, la articulación entre envolvimiento y reflexión histórico-filosófica, consistiría antes en una postura de acogida y autorización motivadora que los clínicos ejercerían en relación a las alternativas de enfrentamiento formuladas por los sujetos en sufrimiento político. Cabe a estos el protagonismo en los movimientos sociales de lucha por la emancipación de los propios deseos.

Este es el caso de una intervención que hicimos junto a la asociación de usuarios de un Centro de Atención Psicosocial (Caps) y cuya identidad, por motivos de seguridad, no podemos divulgar. Advirtiendo que los profesionales carecían de recursos para adquirir materiales para los talleres terapéuticos que dirigían, los usuarios del Caps se mostraron muy preocupados. Al final, los talleres podrían ser cancelados y los tratamientos interrumpidos. En asamblea junto con los profesionales, demandaron, de estos, providencias para la adquisición de los materiales que faltaban. Los usuarios, entonces, supieron de los profesionales que los gestores públicos (ligados a la secretaría municipal de salud) no disponían de recursos para hacerlo. Esto, sin embargo, les pareció a los usuarios algo muy extraño, considerando que, por derecho, cada vez que un usuario participase de una actividad en el Caps, este mismo usuario generaría, –junto a un fondo federal de recursos destinados a la salud– un valor que debería ser pasado al respectivo Caps para la adquisición de materiales y capacitación de los profesionales. Además, conforme a la legislación que reglamenta estas instituciones (Caps), aunque los recursos destinados por el fondo federal queden bajo el control de las municipalidades donde estén localizados los respectivos Caps, los profesionales y usuarios deberían poder consultar la cuenta en la cual la municipalidad guardaría los recursos. Lo que motivó a los usuarios a hacer una consulta a los gestores, en el sentido de aclararles sobre los valores recibidos y los destinos que tuvieron. Pero, tan pronto como los profesionales informaron a los gestores sobre la decisión de la asamblea, fueron prontamente amenazados. Si continuaban con las sospechas, ellos podrían ser despedidos, incluso porque habían sido contratados por tiempo determinado (dos años). Los usuarios, de igual forma, asustados con la posibilidad de la exoneración de los profesionales, retrocedieron en sus exigencias, no obstante la indignación. Fue en este momento que nosotros, en razón del trabajo de supervisión que entregábamos a los profesionales, hicimos una serie de reuniones para debatir el asunto, hasta que quedó claro a todos los participantes que la mejor estrategia para hacer efectiva la reclamación sobre los recursos legalmente pertenecientes al Caps, sería encargar esta tarea a la asociación de usuarios. Y, de ahí en adelante, nos dedicamos a escuchar las angustias, ansiedades y formaciones psicóticas con las cuales los usuarios elaboraban el enfrentamiento político con las autoridades municipales. Analizar derechos, deberes, riesgos y consecuencias, así como apoyos y canales de interlocución, fue de fundamental importancia para que, en fin, la asociación hiciese una denuncia formal a los órganos públicos de defensa de los derechos civiles, lo que significó un proceso sumario rápidamente solucionado a favor de la asociación. Se descubrió que el saldo de treinta mil reales era utilizado para otros fines, como comprar medicamentes no prescritos para los usuarios del Caps, medicamentos estos, distribuidos gratuitamente a la población en general con fines electorales. La victoria política fue de los propios usuarios. Nuestro papel se limitó a ofrecer este espacio de acogida y tolerancia en que las dudas y los miedos pudiesen ser compartidos, hasta que una acción efectiva pudiese ser implementada.

8. Inclusión ética

AJUSTES DE INCLUSIÓN EN LAS SITUACIONES DE SUFRIMIENTO ÉTICO

EN EL LUTO, EN situaciones de riesgo y desastre, no obstante sufrir la aniquilación de las representaciones sociales a las cuales estábamos identificados, nosotros podemos siempre encontrar, en el límite antropológico de nuestros vínculos humanos, alguien a quien pedir socorro. De la misma forma, en las situaciones de conflicto social o de agotamiento de nuestras posibilidades político-económicas, la solidaridad de los iguales siempre inaugura una forma de resistencia. Sin embargo, ¿Qué hacer cuando aquellos a quien podríamos pedir ayuda coinciden con los que promueven nuestra aniquilación? ¿Qué hacer cuando los agentes de la aniquilación de nuestras representaciones sociales son los mismos a quien podríamos recurrir? En cierta medida, es lo que sucede a los presidiarios, a los locos condenados, a las víctimas de la violencia racial y de género y a los psicóticos en brote. Para ellos, casi no hay alteridad dispuesta a ayudar. Al final, no hay de hecho, horizontalidad posible entre ciudadanos y criminales, normales y locos, blancos y negros, hombres y mujeres y así en adelante. Los ciudadanos no se reconocen en los criminales, ni los normales en los locos, o los blancos en los negros, los hombres en las mujeres. Al contrario, para los ciudadanos normales masculinos blancos y heterosexuales la horizontalidad con los diferentes es por demás amenazadora. Ocupantes de la posición de dominancia, los ciudadanos normales blancos se sienten amenazados en su hegemonía cuando perciben, en la otra punta del "tirar de la cuerda" que define nuestra praxis histórica, las reivindicaciones político-económicas de los diferentes. Motivo por el que, a aquellos; no les queda alternativa que no sea decretar la excepción, el estado de excepción; condición para que puedan dejar de cumplir sus propias legislaciones, autorizándose a rechazar, confinar y agredir, llegando hasta matar a cualquiera que represente una amenaza al poder que ostentan. He ahí, entonces, que se desencadena, para las poblaciones carcelarias, para los consultantes en hospitales de custodia e internación psiquiátrica, para los transexuales y homosexuales en los guetos, o para las mujeres escondidas tras la violencia doméstica, un tipo de sufrimiento específico, que es el sufrimiento ético, la destitución radical de las representaciones sociales con las cuales estaban identificadas, a punto de restar solo como vida desnuda, cuerpo destituido de cualquier prerrogativa. En el seno del estado de derecho del cual son excluidos, sin dejar de ser por él perseguidos, los condenados, los locos, las mujeres, los étnicamente "diferentes", los homosexuales y los transexuales no tienen a quien recurrir.

En situaciones de sufrimiento ético, los cuerpos de acto experimentan la más radical de las destituciones subjetivas. Presos, locos brotados y condenados, bien como víctimas de la violencia racial y de género, cuando representan amenazas a la soberanía totalitaria de las "democracias liberales", no son solo sometidos a los deseos dominadores del blanco heterosexual masculino normal, ellos son expresamente excluidos del circuito de las relaciones sociales que constituyen la función personalidad, el sistema compartido de identidades sociales. Circulando por las selvas de piedra que constituyen las ciudades en las grandes metrópolis globalizadas, confinados en presidios, hospitales de custodia o guetos-favelas (que más recuerdan campos de concentración), los sujetos alejados del interés de la industria del consumo son hechos casi invisibles. Ellos no solo no tienen lugar en la economía política oficial, como tampoco pueden organizarse paralelamente; lo que significa que, además de no tener derecho a ser oídos, en algunos casos, sus prácticas, valores e instituciones "alternativas" son justificativas para intervenciones violentas por parte del estado de derecho. Y el desafío que se impone a los clínicos gestálticos, identificados en la posición cínica de salvaguardia de aquello que no tiene un lugar en el estado de derecho, es saber de qué forma acoger la diferencia sin reglamentarla en un programa impuesto; ¿De qué forma dar voz al sufrimiento sin comprometerlo con una teleología militante?

Nuestro encuentro con el loco, con el presidiario, con el esclavo de la industria del tráfico, o con las víctimas de la violencia racial o de género es siempre una experiencia impactante: no encontramos en el discurso y en el semblante de estas personas el imaginario de seguridad característico de aquellos que se sienten protegidos, no encontramos en sus vestimentas los valores difundidos por el poder mediático, no encontramos en sus miradas el horizonte de esperanza que incluso nos hizo llegar hasta ellos. Por un instante percibimos que entre nuestras "vestiduras" profesionales y la "desnudez" antropológica con la cual aquellos sujetos se presentan, entre el asfalto y el cerro, la sala de visitas y la celda, hay una distancia infranqueable, dos idiomas difícilmente traducibles. Y la única posibilidad de horizontalidad que entonces se presenta, pasa por nuestro coraje para suspender los intereses, los deseos, las posiciones políticas que ocupamos a favor de una gratuidad sin meta. Solamente así podremos testimoniar otro coraje, el coraje que se muestra en la otra punta, formulada por los sujetos a quien nos dirigimos, y que se formula en los términos de un pedido de socorro totalmente matizado por la desconfianza, por la inseguridad, arisco. No es imposible, en este momento, que se establezca entre nosotros una suerte de solidaridad extraña, caucionada por nuestro desprendimiento, por nuestra falta de propósito o interés. Y aquí es muy importante observar la función del desprendimiento como estrategia de intervención inclusiva. Solamente cuando logramos alcanzar la desnudez del interés conseguimos nivelarnos con los sujetos en sufrimiento ético, aunque la desnudez de ellos sea mucho más radical. Si es verdad que, en el momento siguiente, se espera que el pedido de socorro pueda formular un interés, político inclusive, antes es necesario que tal pedido logre formular una identificación antropológica, que es la confianza en nuestra capacidad para acogerlo. Pero para lograr esta identificación, el pedido debe poder reconocer en nosotros la gratuidad.

Es importante no confundir –vale destacar– este tipo de atención a los sujetos en sufrimiento con una estrategia esteticista, que buscase reconocer, en los sufridores, algún tipo de deseo transgresor a ser patrocinado. Conforme ya dijimos en el capítulo cuatro, frente a la violencia de los estados de excepción, una estrategia esteticista puede ser tan ineficiente cuanto las respuestas neurótica y banal, o tan peligrosa cuanto la respuesta antisocial.

EL SUFRIMIENTO Y EL AJUSTE DE INCLUSIÓN EN LAS SITUACIONES DE VIOLENCIA RACIAL Y DE GÉNERO

LA VIOLENCIA RACIAL Y de género es mucho más que un efecto de los conflictos políticos inherentes a las relaciones entre diferentes. Si por un lado es verdad que en toda relación pautada por el deseo siempre hay un ímpetu de dominación en relación a algo o alguien, en los conflictos raciales y de género no se trata apenas de dominar lo diferente. Los deseos diversos de aquellos, de los dominantes (heterosexuales masculinos, normales y blancos), deben, de ahora en adelante, ser aniquilados. Al final, ellos no satisfacen la condición de servir de objeto dominado. En alguna medida, hablar en nombre de otra raza o estar identificado a otro género es corromper la lógica de producción de saberes y poderes dominados. Desde el punto vista de los dominadores, el problema no hace relación al color de la piel, a la constitución

BIOPODER, TOTALITARISMO Y LA CLÍNICA DEL SUFRIMIENTO

biológica de los sujetos o a las preferencias sexuales de quienquiera que sea. Los hombres blancos heterosexuales no hacen objeción a las mujeres, a los negros, amarillos, mestizos, homosexuales, transexuales, siempre que estos puedan servirles. Sin embargo, si los sujetos diferentes constituyen identidades rivales, si ellos cuestionan la condición de objetos de satisfacción de las identidades dominantes, o si comienzan a reclamar voz, poder, participación en los medios de producción de riqueza, entonces ellos representan riesgos para la manutención del estado de derecho que favorece el poder de las identidades dominantes. He ahí porque, tan pronto como los sujetos dominados comienzan a ocupar lugares políticos, tan pronto como comienzan a reclamar reconocimiento como sujetos deseadores, ellos se vuelven blanco de estrategias aniquiladoras producidas por los dominantes. De manera muy semejante a los estados de derecho amenazados y que decretan estado de sitio, los representantes de los deseos dominantes suspenden las representaciones antropológicas con las cuales antes promovían la inclusión social de los sujetos dominados (incluso que se tratase de una inserción explotadora). O incluso, los sujetos dominantes destituyen a los sujetos hasta allí dominados de las pocas prerrogativas de que disponían, como si, de ahí en adelante, perdiesen el discreto lugar ciudadano que ocupaban. Ellos ahora se vuelven seres excluidos del estado de derecho. Peor que eso, en nombre de la defensa del estado de derecho, cada sujeto dominante puede ejercer sobre los dominados una especie de soberanía aniquiladora. Cual *homo sacer*, los sujetos dominados que pleitean una identidad social son reducidos a la condición de vida desnuda, a la condición de animales destituidos de cualquier ciudadanía, lo que justifica –para los sujetos dominantes– la supuesta legitimidad de acciones discriminatorias, de rechazo e, inclusive, de violencia física implementadas contra los sujetos diversos.

En cuanto descendientes de diferentes pueblos mezclados bajo la batuta de diversas formas de régimen de esclavitud; nosotros brasileños, estamos relativamente acostumbrados a la presencia de diferentes sujetos, provenientes de diferentes culturas y etnias en nuestras familias o grupos familiares. O, como es más frecuente, nosotros todos nos sentimos aceptados y acogidos en grupos sociales de los cuales no somos parte, pero que nos toleran a cambio de favores que podamos prestarles. Aparentemente, vivimos una bella integración racial, como si negros y blancos se frecuentasen y se respetasen como iguales. Sin embargo, tan pronto como surja una reivindicación (por ejemplo, a favor de la mejora de las condiciones de trabajo, aumento salarial, inversión en formación, participación en lucros, etc.), tan pronto nos organizamos para participar de un gremio, asociación o actividad, perdemos el lugar antropológico del cual antes participábamos. Para los sujetos dominantes, para la casi totalidad de los hombres blancos heterosexuales, cuando comenzamos a reivindicar derechos, nosotros nos volvemos subversivos, invasores, perturbadores del orden público e, inclusive, malagradecidos, como si la convivencia íntima junto a la casa del "señor" fuese motivo suficiente para que nuestras necesidades fuesen atendidas. Participar de una organización política contraria al estado del arte se vuelve una traición al carácter "cristocéntrico de la colonización portuguesa, en particular, o hispánica, en general", para usar aquí la letra y el polémico análisis de Gilberto Freyre sobre la formación brasileña (1981, p. 228)[16]. Y si nosotros –descendientes y herederos de una cultura de la esclavitud– insistimos en hablar no solo en nombre propio, sino también y principalmente en nombre de una organización política, se nos vuelven enemigos, como si estuviésemos traicionando la acogida que antes merecimos. En este momento, entonces, la "cordialidad cristocéntrica" es cambiada por el chicote, por el chicote social de la segregación; de la segregación urbanística (que nos deja excluidos de los lugares geográficamente más apropiados para la habitación), sanitaria, educativa, cultural y, sobre todo, económica. En Brasil, la población de descendientes africanos sobrepasa el 7%. Son catorce

BIOPODER, TOTALITARISMO Y LA CLÍNICA DEL SUFRIMIENTO

millones de personas, de las cuales la mitad vive debajo de la línea de pobreza[17]. Esta mitad más pobre integra el conjunto de 10% de los brasileños más pobres, los cuales dividen entre sí no más que un 1% de la riqueza nacional, en contrapartida del 10% más rico, que disfrutan de casi el 50% de las riquezas[18]. Una de las economías más expresivas de nuestro tiempo con una de las peores distribuciones de renta de la historia de la humanidad.

La violencia de género no es menos cruel que la violencia racial. Aquella victima, sobre todo, a las mujeres de todas las clases sociales o de todos los grupos étnicos cuando se ocupan de representar y hacer valer los deseos que, como seres políticos que son, dirigen a los semejantes, no importa de cual género. Mientras permanecen resignadas a la condición de progenitoras, nutrices, profesionales del hogar, trabajadoras de menor costo y mayor eficiencia, en todos los casos objetos de la seducción masculina y heterosexual, las mujeres no representan amenaza a la dominancia y control social ejercido como deseo masculino. Son todas merecedoras de un tipo de atención y cuidado que, sin embargo, las nivela a los objetos manufacturados, a los animales domésticos o de caza y, en muchos casos, a los esclavos. No obstante, cuando ellas se rebelan contra esta posición política a que fueron sujetadas, pasan a representar una amenaza de primer orden para la hegemonía masculina que, a su vez, reacciona decretando un verdadero régimen de excepción. El totalitarismo masculino ejercido tanto en el ambiente doméstico de la convivencia familiar cuanto en los escenarios políticos de las corporaciones, no quiere compartir con las mujeres las representaciones del poder, sean ellas prerrogativas legales, posiciones de comando, valores financieros, prácticas culturales como la exclusividad en la exigencia de la tolerancia a la infidelidad o en el ejercicio de la poligamia. Motivo por el que, a la menor señal de migración de poder, frente a la más ínfima indicación de que los representantes del poder ahora están bajo el control de las mujeres, los hombres identificados con el género de la dominancia desencadenan las más diversas formas de reacción persecutoria, como si la representatividad femenina debiese ser aniquilada. En la intimidad de los hogares, las hermanas, las madres, las esposas y las abuelas son verbal y físicamente agredidas, como si no tuviesen derecho de opinión, liderar y descanso, como si no pudiesen reclamar horizontalidad en el modo de administrar la intimidad. En el campo laboral la productividad femenina no puede estar vinculada a la representatividad política: las virtudes y éxitos laborales de las mujeres son rápidamente transformados en características masculinas, como si el criterio para reconocer la competencia de una mujer fuese su capacidad para hacerse hombre. Conforme a lo que decía el padre de una colega profesora, que en la época fuera desclasificada en un concurso público siendo ella la única candidata mujer: "hija mía, para que tengas lugar académico es necesario luchar; ¡se hombre!". En el campo social, las reivindicaciones femeninas relativas a la responsabilidad y cuidado con el propio cuerpo (y que envuelven desde temas como el aborto hasta las políticas de contracepción), las reivindicaciones relativas a la representatividad junto a las corporaciones económicas e instancias políticas, son todas ellas sometidas a las formulaciones morales masculinas, de tal manera que una mujer, verdaderamente, necesita aprender a pensar a partir de los valores masculinos. Lo peor –y más común, lamentablemente– es que las mujeres son perseguidas, humilladas, violentadas y, no raramente, asesinadas en nombre de una economía sexual que solo reconoce al hombre la prerrogativa de buscar satisfacción. El deseo de poder que una mujer pueda manifestar o es alienado en un sistema de valores misóginos o es aniquilado por intermedio de un ataque al cuerpo, cuyos actos quedan así marginalizados, como si caracterizasen un *homo sacer*, una vida desnuda sin derecho al derecho.

Algo parecido se puede decir en relación a los sujetos cuyas prácticas de cuidado y de búsqueda de placer divergen de las conductas de alienación en la lógica del consumo, en torno del

BIOPODER, TOTALITARISMO Y LA CLÍNICA DEL SUFRIMIENTO

sexo-rey – y que son las únicas permitidas por el otro dominador masculino, blanco y heterosexual. Mientras sirven de espectáculo o modo de entretenimiento al otro dominador, las prácticas homoafectivas y las identidades transexuales no representan ninguna amenaza. Sin embargo, cuando comienzan a reivindicar reconocimiento legal, a fin de poder disfrutar de protecciones y prerrogativas reconocidas solo a las identidades heterosexuales (como el casamiento, por ejemplo, el derecho a la paternidad y maternidad, subvenciones sociales, entre otras), los discursos y prácticas homo/trans son víctimas de todo tipo de resistencia. El problema no parece estar en los ritos o prácticas sexuales en cuanto tales, y si en las formas societarias que estos ritos y estas prácticas pueden generar; formas estas que, a diferencia de las formas heterosexuales, no están en principio sujetas al poder dominante y a la lógica del consumo como única forma de satisfacción. Aunque no sea falso que el otro dominante consiga, con relativa facilidad, incorporar los ritos y prácticas homo/trans al repertorio de conductas consumibles y vendibles, por otro lado, cuando se constituyen como sociedades autónomas, aquellos ritos y prácticas amenazan la hegemonía económica y política del otro blanco, masculino heterosexual. Los sujetos homoafectivos y trans no corroboran las políticas de sujeción del cuerpo femenino al poder masculino, no corroboran las políticas de sujeción del imaginario infanto-juvenil a los modelos sociales sobre los cuales el otro dominador tiene hegemonía. Por eso, como ya diagnosticaba Foucault en *Vigilar y castigar* (1975), los movimientos pro homoafectividad representan verdaderas amenazas al capitalismo, lo que explica el incentivo tácito que los medios de comunicación, las religiones y las pedagogías apoyadas por el capitalismo prestan a las prácticas homofóbicas, aparezcan ellas en los chistes compartidos en el cotidiano, en los programas de entretenimiento o en los estadios deportivos, aparezcan ellas en los grupos radicales que, en los barrios y en las escuelas, persiguen y matan personas identificadas con las causas homoafectivas.

En todos estos casos, la violencia genera un cuadro de sufrimiento ético, considerando que el ataque a las representaciones políticas y valores antropológicos construidos por las etnias y géneros diversificadores ocasiona el riesgo, cuando no la efectividad de la aniquilación del cuerpo de cada cual. Mujeres, negros, mestizos, homoeróticos y transexuales son todos reducidos a la condición de personas, sino dables de ser muertos y despreciables, al menos inferiores e indeseables, para quienes no se puede reconocer ni ciudadanía (política) ni humanidad (antropológica) que les valiese lugar social horizontal.

Aunque logren refugiarse en pequeños grupos establecidos, en su mayoría en la periferia de los espacios oficiales, como son los quilombos, las comunidades gays, los grupos de mujeres en los programas de salud pública o en las comunidades religiosas, permaneciendo ahí escondidas y defendidas de la violencia sistemática promovida por los dispositivos de poder del otro dominador, las víctimas de la violencia racial y de género no logran expresar, de modo libre y espontáneo, al aire libre, el conjunto de prácticas y de ideas que componen sus identidades y deseos políticos. Viven divididas, ya que, al mismo tiempo que anhelan la realización de sus propias elecciones, necesitan anticiparse a las amenazas y ataques que sufren. De donde resulta que, principalmente, permanezcan inhibidas, a la espera de grandes manifestaciones o acontecimientos para dar a conocer todo aquello en lo que creen. O, entonces, apuestan en la ayuda solidaria ofrecida por organizaciones alternativas (como las que caracterizan los programas sustitutivos de salud pública vinculadas al SUS en nuestro país, o como las organizaciones no gubernamentales de defensa de los derechos humanos y de apoyo a la libre expresión), junto a las cuales pueden compartir el drama que viven como consecuencia de la violencia que sufren, o disfrutar de una mínima ciudadanía inclusiva. El trabajo de los clínicos gestálticos es, sobre todo, poder colaborar para el fortalecimiento y desarrollo de estas organizaciones, en las cuales incluso pueden ejercer el

Biopoder, totalitarismo y la clínica del sufrimiento

trabajo de acogida al discurso que los sujetos producen en torno a esta vulnerabilidad ética que los constituye y que atiende por el nombre de violencia racial y de género. Saber escuchar el miedo, la indignación y la rabia es tan importante cuanto ayudar a los sujetos a elaborar y compartir entre sí los valores que dan a cada cual y al grupo a que pertenecen una identidad antropológica. Saber disponer de informaciones formuladas en las legislaciones y en las políticas públicas de defensa de los derechos humanos (y que ayuden a los sujetos a protegerse) es también tan importante cuanto dimensionar con estos mismos sujetos las posibilidades de realización de sus deseos políticos, lo que siempre envuelve un cálculo de los riesgos en el enfrentamiento al otro dominador.

SUFRIMIENTO Y AJUSTE DE INCLUSIÓN EN LAS SITUACIONES DE BROTE PSICÓTICO

Si la crisis reactiva es la falencia social de un ajuste de evitación, el brote psicótico es la falencia social de un ajuste de búsqueda, este último configurando las acciones de un sujeto para encontrar, en el medio social, los recursos que le permitan, sino responder, al menos defenderse de las demandas por excitación cuando estas excitaciones no vienen o se presentan en exceso. Por no ocuparse del horizonte de expectativas abierto (o demandado) por el medio social o, simplemente, por no desearlo (tal como se esperaría), el sujeto de las formaciones psicóticas desempeña conductas "extrañas" a la cultura dominante. O, entonces, hace uso de los recursos ofrecidos por el medio social sin con ellos alienarse. Al final, el sujeto de las formaciones psicóticas no puede desistir de la regencia sobre sus propias acciones, las cuales siempre buscan hacer de la realidad una especie de blindaje, o, incluso, una especie de suplencia al fondo de excitaciones o al horizonte de deseos demandados por los interlocutores. Por cuenta de esto, tal sujeto es frecuentemente tachado de inconveniente y, por extensión, excluido de los espacios sociales donde podía disponer y disfrutar de las representaciones sociales a las cuales estaba identificado y a partir de las cuales producía sus defensas psicóticas contra las demandas por excitación. Es en esta circunstancia que se produce el brote.

El brote no es más que la imposibilidad social de que el sujeto desempeñe las formaciones psicóticas con que él mismo se ajustaba a las demandas por excitación en condiciones en que las excitaciones no comparecen, o comparecen en exceso. Y como las demandas por excitación no cesan, al sujeto a veces no le queda otra alternativa sino radicalizar las formaciones psicóticas, que pueden llegar a las vías de la violencia contra sí mismo y contra los semejantes, lo que, a su vez, implica también una radicalización de la exclusión practicada por el medio social.

Esta radicalización de la exclusión social de los sujetos de las formaciones psicóticas tiene, para estos sujetos, consecuencias muy serias. Por un lado, ellos ven como sus angustias aumentan, una vez que les fueron incautadas las representaciones sociales con que, además de participar de una humanidad que les valiese identidad social, producían defensas contra las demandas para las cuales no tenían respuestas. Por otro lado, sus angustias pasan a ser tratadas por las múltiples formas de poder instituidas en la sociedad como una amenaza al orden y la paz social. El sujeto de las formaciones psicóticas es entonces interdicto, impedido de ejercer sus derechos civiles y sometido a un régimen carcelario "blanco", que es la internación psiquiátrica. Tal vez aquí encontremos el lado más sombrío del sufrimiento que acomete a los sujetos de las formaciones psicóticas. Se trata de un sufrimiento ético, por cuanto tales sujetos ya no pueden disponer del cuerpo (de actos) mediante el cual podían hacer uso de la realidad para producir ajustes de búsqueda de respuestas a las demandas por aquello que, para ellos, suele no presentarse, y que es el fondo de excitaciones y el horizonte de deseos. Privados de la libertad para ir y venir, de la prerrogativa de hablar en nombre propio o de la

BIOPODER, TOTALITARISMO Y LA CLÍNICA DEL SUFRIMIENTO

posibilidad de elegir preferencias, estos sujetos son reducidos a cuerpos desnudados, despojados de las características antropológicas que los facultaban a pertenecer a una familia, a una comunidad, a un estado de derecho.

La exclusión social del sujeto de los ajustes de búsqueda sucede de varias formas, especialmente por juicios de atribución, que hacen de él un "loco", un "desajustado", un "sin juicio", entre varios otros rótulos. El sujeto de las formaciones psicóticas pasa a ser estigmatizado no solo por representaciones sociales descalificadoras, sino también por el propio saber psicológico y psiquiátrico. El psicodiagnóstico, cuando es utilizado más allá de los estrictos límites de la comunicación entre los agentes de salud, vuelve a los sujetos atendidos sometidos a un saber y a un tipo de curatela con los cuales aquellos no pueden interactuar. El psicodiagnóstico, además, vuelve a los sujetos atendidos seres indeseables a los ojos de su comunidad de referencia. En el caso de los sujetos de los ajustes de búsqueda, el cuadro evoluciona hacia un estado de extrema angustia, que se deja percibir en la radicalización de las formaciones psicóticas, que pasan a suceder cada vez más aisladas de las formas de interacción social; aquello que antes era angustia, ahora se transforma en aflicción, verdadero estado de sufrimiento ético. En la frontera de contacto, testimoniamos una especie de renuncia en relación a las posibilidades que el medio social podría ofrecer. Los buscadores se cierran ellos mismos en sus alucinaciones, delirios e identificaciones, ahora descolgado de las relaciones sociales, y pasan a sufrir todo tipo de discriminación.

La peor de ellas, ciertamente, es la que les obliga a la internación psiquiátrica. Separados de su medio social, los buscadores pierden las pocas referencias de realidad con las cuales enfrentaban aquello que para ellos en algún momento se vuelve muy angustiante, esto es, la ausencia o la desarticulación del fondo de excitaciones. Sin sus objetos cotidianos, sin los espacios habituales y la intimidad de las personas próximas, los buscadores no pueden producir suplencias para tal fondo. Al contrario, son sometidos a un régimen institucional que los priva de singularidad y autonomía, pues ya no pueden tener objetos personales, tampoco decidir sobre su propia rutina (conforme Goofmann, 1961). Ya no hay como operar ajustes de búsqueda, pues es necesario luchar antes para readquirir la libertad de crear, cuando no para defender la vida. Es lo que oímos frecuentemente de nuestros consultantes y, sobre todo, de los usuarios del programa sustitutivo Caps que tienen historial de internación. Mientras estuvieron internados, incluso en clínicas "altamente cualificadas", con sector de psicología instalado, los buscadores convivían cotidianamente con la violencia del confinamiento y de la administración de drogas que impiden la creatividad de la función de acto en cada cual. El rechazo a la participación en el tratamiento, generalmente es considerado como una "resistencia" que debe ser domada; y no son pocas las denuncias de malos tratos sufridos por consultantes en hospitales y clínicas psiquiátricos. Véase el libro, escrito en forma de dossier, titulado *A instituição sinistra – mortes violentas em hospitais psiquiátricos no Brasil* (Silva, 2001). Organizado por Marcus Vinícius de Oliveira de Silva, expresidente del Conselho Federal de Psicologia (CFP), el libro reúne siete estudios sobre casos repugnantes de muertes ocurridas en instituciones psiquiátricas en los estados brasileños de Rio Grande do Sul, Goiás, Río de Janeiro, Minas Gerais, São Paulo y Bahía. En palabras del autor (2001, p. 8), lo "que más impresiona, cuando tomamos conocimiento de cada uno de esos crímenes de la paz, es el carácter naturalizado y banal asumido por estos 'eventos' en la dinámica de las instituciones en las cuales ocurrieron". Peor aún, éste continúa, es "el carácter conspiratorio y farsante que cerca, de modo general, la investigación de las responsabilidades en estos casos". Al final, "el silenciamiento, la complicidad y la impunidad constituyen una especie de marca registrada. Nadie vio, nadie oyó, nadie sabe ninguna cosa. ¡Sucedió y listo! La única urgencia es cerrar el episodio y encerrar

BIOPODER, TOTALITARISMO Y LA CLÍNICA DEL SUFRIMIENTO

el caso". Pues bien, el horror vivido dentro de los hospitales psiquiátricos vuelve a veces como un efecto anatomofisiológico (al final, la violencia física deja marcas visibles y, a veces, permanentes), otras incluso como rechazo social crónico, en la medida en que, después de la internación, los buscadores tienen muchas dificultades para integrarse a la cadena productiva.

E incluso en los Caps, la falta de preparación del equipo para operar el manejo de los usuarios que llegan afligidos, en estado de sufrimiento ético (lo que significa decir, victimados por los efectos de la internación psiquiátrica y por el rechazo social), hiperboliza el cuadro de desajuste social. Ante la angustia de quien no logra encontrar soporte social para continuar buscándose a sí mismo, los profesionales muchas veces recurren a prácticas censuradas por innumerables decretos del Ministerio de Salud y efectivamente expugnadas por los principios que orientan las prácticas de producción de salud en un Caps (Brasil, 2010a). En vez de la acogida al sujeto, a partir de los residuos de interacción social que demuestra, seguido de la identificación de los elementos estresantes (demandas), de la evaluación de riesgos y movilización de la comunidad, se toman medidas de contención, se acciona a la policía y, en los casos de lesión corporal, en lugar de derivar al usuario a un hospital general, lo hacen volver a un hospital psiquiátrico. Parte de la responsabilidad de esa situación es de los gestores de salud en los municipios, que no invierten en la cualificación de los profesionales y, a veces, mantienen el servicio sin la presencia de psicólogos. Pero, ¿cuál debería ser, entonces, la intervención?

En los brotes psicóticos, la mejor intervención es aquella que busca vincular la producción de búsqueda a las posibilidades ofrecidas por el ambiente social, rescatando las identidades antropológicas mínimas con las cuales el sujeto (ahora en brote) está identificado. Esto significa, en primer lugar, localizar cuales son los valores, pensamientos o instituciones a las que el sujeto en brote todavía recurre (nombres, lugares, amenazas, protecciones, etc.) y que permitirían la construcción de un mínimo e inmediato lazo social. La idea es que podamos introducirnos como alguien que ofrezca protección al sujeto brotado, o sea, alguien que no demande nada de él, lo que se traduce, a veces, en actitudes muy simples como: no quedar en el campo visual del brotado, no clavarle la mirada, no dirigirle la palabra directamente, sino a un personaje con su nombre (por ejemplo, decirle a João que "'el João' ahora está entre amigos"). De un modo general, es recomendable no tocar al sujeto en brote, a menos que el descontrol comportamental ofrezca algún riesgo para su integridad como consecuencia del local físico en que se encuentra o porque tenga consigo algún arma. La agresividad, frecuentemente, está relacionada con una tentativa de librarse de las exigencias que le estén siendo hechas, principalmente exigencias afectivas (del tipo, "no puedes reaccionar así conmigo, que van a pensar las personas respecto a nosotros, necesitas entender que…"). De la misma forma, caso en que haya espacio seguro, es recomendable permitir que la persona camine, busque en el medio ambiente los datos de la realidad de los cuales necesita para reorganizarse. Todas estas acciones, en verdad, buscan restablecer el ajuste de búsqueda que fracasó, por ejemplo, un delirio o una identificación positiva o negativa. Es como si pudiésemos restituir la autonomía creadora de los sujetos para enfrentar las demandas (por inteligencia social y por excitación). Me acuerdo de una ocasión en que fui llamado a la casa de una familia cuya hija se había transformado en mi consultante hacía algunos meses, después de un largo historial de internaciones como consecuencia de supuesta esquizofrenia. Se trataba de una joven afásica, de quien era muy difícil que yo oyera algún tipo de expresión lingüística integrada al contexto social vivido. El pedazo de vidrio en la mano de la joven no era más amenazador que el teléfono con el cual la madre decía estar llamando a la Policía Militar. Los gritos desesperados de la consultante no hacían pareja con la actitud de confrontación ostentada por la madre. "Esta niña se transformó en un bi-

BIOPODER, TOTALITARISMO Y LA CLÍNICA DEL SUFRIMIENTO

cho, doctor. Ella habla solo tonterías, más bien, ella ni habla". Y
para sorpresa de la madre y de la empleada que asistía a todo,
pedí a la madre que se callase, que se mantuviese en silencio. Por
un instante, tuve que ser incisivo, obligando a la madre a sentarse
en el sofá a mi lado. La joven, entonces, comenzó a caminar de
un lado a otro en la sala de estar. Miraba fijamente a la madre,
como si tuviese rabia hacia ella. Y cuando finalmente largo el
pedazo de vidrio, la empleada domestica que permanecía mirando la escena le propuso a la joven que también se sentase. Le
ofreció una silla y, como si yo hubiese notado el rechazo de mi
consultante, le dije a la empleada que no insistiese. Deberíamos
dejarla caminando, buscando alguna cosa que no sabíamos que
podría ser. Era como si yo autorizase en mi consultante, una alu-
cinación motora. Una búsqueda de un comportamiento con el
cual se sentía integrada o defendida de la situación que estaba
viviendo. Quedamos los tres, la madre, la empleada y yo, en silencio, mirando a la consultante en su recorrido de ida y vuelta
por la sala. Fue cuando se dirigió a la cocina, volviendo con una
bandeja llena de frutas. Vino en mi dirección y extendió la bandeja. Por aquel gesto, comprendí que ella autorizaba mi presencia. Más que eso, comprendí que aquellas frutas eran la forma
posible de comunicarse conmigo. Hasta que se dirigió a su cuar-
to, se acostó y durmió. Volví a la sala para conversar con la madre. A esta altura, ella ya había comprendido la simpleza de las
formas comunicativas de la hija, muy diferentes de las exigencias
ostensivas que ella misma, en cuanto madre, producía: comenzaban como cobranzas y terminaban como agresión. Este trabajo se
extendió varios meses, con visitas domiciliarias cotidianas, que
se fueron tornando más espaciadas, conforme la familia comprendía la función de las demandas en el desencadenamiento de
las alucinaciones. Después de cuatro meses, incluso sin hablarse
entre ellas, la madre y la hija cocinaban juntas.

De esta manera, en nuestro entendimiento, en las situaciones
de brote, los profesionales, familiares o demás involucrados

deberían poder actuar como un AT (acompañante terapéutico). El AT es un agente político que busca asegurar, al sujeto de las formaciones psicóticas y al medio social, condiciones para que ambos puedan comunicarse, a fin de asegurar, para el sujeto de las formaciones psicóticas, inclusión social, y para el medio social, ampliación diversificadora. Se trata de alguien a quien interesa, en el caso de los ajustes de búsqueda, identificar las demandas que estarían exigiendo estos ajustes, evaluar el éxito de las respuestas psicóticas ante las respectivas demandas y, sobre todo, trabajar para la educación del medio social respecto a la naturaleza y posibilidades de inclusión de los buscadores. En el caso del brote, la función de un AT es restablecer la función acto que, en el brote, está perdida. La intervención consiste en un trabajo de inclusión del ajuste derruido (descalificado socialmente). Es de fundamental importancia destacar que, lo que se trata de incluir es el ajuste arruinado, el cual no coincide con nuestra expectativa social respecto de lo que sería mejor para nuestro consultante. Muchas estrategias de inclusión (como talleres terapéuticos, o programas de reinserción social en el campo del trabajo) son antes modos de alienación de los consultantes con los intereses del estado y de la comunidad. Se incluye una personalidad, pero se excluye una función acto (un ajuste). Por eso, no podemos confundir la asistencia al afligido con la aplicación de un programa de metas (sea él definido por la comunidad, por el estado, por nuestra categoría profesional o por nuestro abordaje). Incluso ante las reacciones violentas, los profesionales deben saber identificar cual es el elemento que encarna la organización paranoica que el usuario está intentando elaborar. Y el manejo consiste en simbolizar, para el usuario, que él está en seguridad. Mientras tanto, es fundamental que el psicólogo pueda acompañar el historial de las producciones buscadoras del usuario, lo que significa decir que tal historial, es tan o más importante que las metas de integración social estipuladas por el programa.

EL SUFRIMIENTO Y EL AJUSTE DE INCLUSIÓN
EN LAS SITUACIONES DE CÁRCEL

DE TODAS LAS FORMAS de sufrimiento, la vivida en las situaciones de cárceles sin duda la más inhumana, la que más violenta y directamente aniquila las representaciones sociales que constituyen la humanidad de los sujetos. En Brasil, conforme certifican los informes del Consejo Nacional de Justicia (CNJ) y del Consejo Nacional del Ministerio Público, relativos a la situación de los presidios en el año 2010, las cárceles continúan superatiborradas y en condiciones impensables para cualquier proyecto de reinserción social (Jornal do Federal, 2011, p. 10). Como consecuencia de lo realizado por un grupo de trabajo desarrollado por la Justicia brasileña en los últimos años, teniendo como objetivo acelerar el análisis de los procesos penales parados a la espera de juicio, salió a la luz la situación alarmante de millares de presidiarios, algunos de ellos con penas ya vencidas –hubo un caso en que la demora para conceder la libertad tardó 14 años–, otros cuya privación de libertad provisional se extiende años, sin juicio o denuncia del Ministerio Público. La alimentación insalubre, la ausencia de camas, la oscuridad, los malos tratos, los edificios en condiciones deplorables, con baños inmundos y celdas superllenas, la falta de funcionarios y el descuido en el manejo y almacenamiento de los procesos aún son una realidad, en parte significativa del sistema carcelario brasileño, como constataron los investigadores. Estas son algunas entre las razones por la cuales, recientemente, en nuestro país, fue promulgada la Ley n. 12.403/2011 (Brasil, 2011), que hace flexible, bajo condiciones especiales, la forma en que los sujetos juzgados por crímenes leves (depredación de patrimonio público, envolvimiento culposo en accidentes de tránsito, violencia domestica, porte ilegal de armas, para citar algunos), con penas de entre uno y cuatro años, pueden cumplirlas. Esta ley cambió 32 artículos del actual Código Penal Brasileño, que data de 1941. Además de la prohibición de la prisión preventiva para crímenes con penas inferiores a cuatro años, como hurtos simples y recepción, la ley establece que la prisión *in fraganti* no bastará para que una persona sea mantenida provisionalmente tras las rejas. Solo quedará preso antes de ir a juicio quien fuera considerado un riesgo para la sociedad. En la práctica, el ciudadano tendrá más derechos de defensa, y la justicia, menos posibilidades de mantener un sospechoso en la cárcel, determinando nuevos criterios en los procedimientos adoptados durante la investigación y el proceso de un crimen. Estos cambios, a pesar de mitigar el riesgo de ver aumentada la superpoblación en las celdas, no humanizan las condiciones en las prisiones de la amplia mayoría de la población carcelaria.

Además de los problemas estructurales, hay que mencionar la escasez en los servicios de promoción de la ciudadanía, de capacitación profesional, de atención a la salud mental y a las enfermedades somáticas. Incluso con el apoyo de organizaciones no gubernamentales (ONG), movimientos sociales de inspiración religiosa (especialmente la pastoral carcelaria de la Iglesia Católica) y empresas privadas, los diferentes servicios públicos de asistencia humanitaria a los presidiarios no logran crear una cultura positiva de ampliación de las posibilidades de reinserción social de los condenados. Los servicios de psicología, cuando existen, no disponen de recursos humanos ni de tiempo suficiente para la implantación de programas de rehabilitación. A veces, obligados a realizar exámenes criminológicos (rebatidos por la propia categoría) o a aplicar procedimientos disciplinarios (exigidos por los gestores), los profesionales psicológicos no se sienten respaldados en su ambiciones políticas para ver ampliadas las posibilidades de interacción de los sujetos con su medio. Se sienten impotentes frente al abandono de las autoridades públicas en relación al sufrimiento humano vivido por los presidiarios, así como incapaces de movilizar junto a los familiares y a la comunidad (como consecuencia del riesgo que tales actividades representarían al propio profesional) estrategias de lucha en de-

BIOPODER, TOTALITARISMO Y LA CLÍNICA DEL SUFRIMIENTO

fensa de los derechos humanos de las víctimas, estén ellas dentro o fuera del presidio.

Hay todavía que considerar que el ambiente carcelario frecuentemente sirve de albergue a organizaciones criminales que, desde dentro de las celdas, comandan acciones envolviendo el narcotráfico, el contrabando de armamentos, asaltos, secuestros, además de otros crímenes y delitos. Estas organizaciones –también denominadas bandas– constituyen amenaza no solo a la sociedad civil, sino, principalmente a los propios presidiarios. Ellas actúan como si fuesen un poder paralelo al sistema carcelario, administrando en régimen de excepción las relaciones políticas de los presos entre sí, a punto de volver exterminables ("matables", según Agamben) a todos los cuerpos que no colaboran con las prácticas criminales. Los presidiarios, muy especialmente, ven sus vidas reducidas a la condición de objetos a merced de los intereses y necesidades de los más fuertes, como si el cuerpo de cada cual no le perteneciese sino a aquel que se hace más respetable en la lógica del desencadenamiento de prácticas de terror. Lo que, por lo demás, vuelve peligrosas cualesquier intervenciones que los profesionales, inclusive psicólogos, pudiesen establecer a favor de la dignificación de cada sujeto presidiario individualmente. En cierta medida, ni la sociedad (fuera de las celdas) ni las organizaciones criminales (dentro de las celdas) consideran la humanidad de los presidiarios. A estos no les queda otra perspectiva que no sea la lucha desesperada por la supervivencia inmediata frente al terror. Pero, más grave aún, es la situación de los Hospitales de Custodia y Tratamiento Psiquiátrico (HCTPs) – comúnmente denominados manicomios judiciales, puesto que, hasta 1984 eran conocidos así[19]. No obstante a los innumerables avances logrados por las diferentes instancias que se ocupan, en Brasil, de la atención a la salud mental, tales instituciones continuaron reproduciendo la lógica del horror presente en la cárceles en general, con el agravante de que los sujetos presos en los HCTPs no disponen de la más elemental de todas las prerrogativas reconocidas a los participantes del estado de derecho, que es el derecho de ser oídos hablando en legítima defensa.

En la misma trayectoria de los movimientos internacionales, el movimiento de lucha antimanicomial brasileño, cuyos trabajos iniciales datan de 1987, fue de fundamental importancia para que se tomarán una serie de medidas sociopolíticas en defensa de los sujetos de las psicosis. Amparado en la constitución brasileña de 1988, que, no estando integralmente reglamentada, reconoce el derecho a la libertad de expresión a todos los ciudadanos; el movimiento de lucha antimanicomial brasileño desempeño un papel importante en la construcción y aprobación de la Ley n. 10.216, que "dispone sobre la protección y los derechos de las personas portadoras de trastornos mentales y modifica el modelo asistencial en salud mental" (Brasil, 2001). Es aquí, entonces, cuando se constituye, en nuestro país, una base legal sólida para la construcción de una serie de políticas públicas de humanización de los tratamientos y de inclusión psicosocial de los sujetos de las psicosis. Basadas en esta legislación, muchas iniciativas fueron tomadas. En sustitución a los lechos en las alas de internación psiquiátrica de los hospitales generales o en los propios hospitales psiquiátricos, en el año 2003 fueron creadas las Residencias Terapéuticas. En ese mismo año, para ayudar a la desinstitucionalización de las personas con largo tiempo de internamiento en hospitales psiquiátricos, fue creado el programa Vuelve para Casa. También fue creado a continuación el auxilio para rehabilitación psicosocial, especie de beneficio financiero recibido por los usuarios del SUS diagnosticados como enfermos mentales. Vale destacar, en especial, la creación de los Centros de Atención Psicosocial (Caps), los cuales constituyen la más importante estrategia pública de acogida a las personas en sufrimiento psíquico. Por medio de diversas actividades, que incluyen desde el atendimiento ambulatorio a la realización de talleres laborales, visitas domiciliarias y acompañamiento terapéutico, los

Caps buscan mantener y fortalecer los lazos sociales de los sujetos de las psicosis con sus familiares y la sociedad en general (Brasil, 2005).

Estas iniciativas, sin embargo, no consiguieron beneficiar a los sujetos de las psicosis condenados por la justicia. Incluso no pudiendo recibir penas por su participación en supuestos delitos y crímenes, una vez que fueron considerados por la justicia brasileña sujetos incapaces de comprender el carácter ilícito de su acción, los psicóticos condenados son sujetados a medidas incluso más severas que aquellas aplicadas a los imputables. Se trata de "medidas de seguridad", por medio de las cuales los sujetos psicóticos condenados por la justicia son obligados a vivir en hospitales de custodia y tratamiento psiquiátrico (HCTP), privados de cualquier derecho a la autodefensa. El artículo 26 de la Ley n. 7.209, de julio de 1984, reza que: "es exento de pena el agente que, por enfermedad mental o desarrollo mental incompleto o retardado, era, en el tiempo de la acción o de la omisión, enteramente incapaz de entender el carácter ilícito del hecho o de determinarse de acuerdo con ese entendimiento" (Brasil, 1984). Aun así, conforme aclara Nery Filho & Peres (2002), habiendo sido confirmada por dictamen psiquiátrico la incapacidad de entendimiento del infractor, el juez determinará la aplicación de "medida de seguridad", que consiste en internar al infractor en HCTP, tomando en cuenta no la culpabilidad, como en el caso de los imputables, pero si, la peligrosidad, ya que él puede volver a la práctica del crimen. Lo que significa, aún de acuerdo con Nery Filho & Peres (2002), que en Brasil los psicóticos son antes juzgados por su condición mental (y por la peligrosidad que ella pueda representar) que por la gravedad de la infracción cometida. Se pune al criminoso y no el crimen, aunque se trate de alguien que, en tesis, no pueda ser punido.

Mediante esta y otras medidas, el Estado brasileiro repite una práctica que, según Foucault (1979b, p. 85), vigila y pune no exactamente un historial de delitos, sino un futuro presuntivamente amenazador, como si así el estado pudiese asegurar la conformidad con la ley, como manera de prevenir lo que los sujetos de la psicosis pudiesen hacer. El comportamiento y todas las formas de expresión de los psicóticos condenados, de ahí en adelante, pasan a ser vistos como modalidades de una violencia inminente que, al mismo tiempo que no puede ser punida, no puede ser tolerada, razón por la cual debe ser prevenida. De ahí procede la necesaria suspensión de los derechos civiles, inclusive el derecho a la defensa de los psicóticos condenados. Por la creencia en la peligrosidad de los actos futuros de estos sujetos, ellos deben ser sujetados a la internación compulsoria en HCTPs. Allá ellos deberán permanecer por tiempo indeterminado, hasta donde la evaluación psiquiátrica considere necesario, lo que puede significar, en algunos casos, la prisión perpetua.

Conforme al párrafo primero del artículo 97 del código penal, "la internación o tratamiento ambulatorio, será por tiempo indeterminado, perdurando mientras no fuese averiguada, mediante peritaje médico, el cese de la peligrosidad. El plazo mínimo deberá ser de 1 (uno) a 3 (tres) años" (Brasil, 1984). Lo que implica decir que, dependiendo del informe psiquiátrico y de la interpretación que él merezca por parte del juez, el psicótico infractor podrá permanecer bajo medida de seguridad indefinidamente, a veces por toda la vida. Al final, nada impide al psiquiatra y al juez renovar la decisión, caso constaten que, después del cumplimiento del plazo mínimo, el psicótico infractor aún representa una amenaza para la sociedad. Paradójicamente, a los inimputables les es aplicada una medida de contención que, en algunos casos, sobrepasa el límite máximo de pena aplicado a los imputables, que es de treinta años; lo que, además, significa una violación del principio constitucional, según el cual "todos son iguales ante la ley" (Brasil, 1989, p. 15).

He aquí que nuevamente el estado de excepción, del cual nos hablaba Agamben (1955a): más radicalmente que en los presidios, en los HCTPs los condenados son considerados sujetos

BIOPODER, TOTALITARISMO Y LA CLÍNICA DEL SUFRIMIENTO

excluidos del estado de derecho, seres inimputables sobre los cuales, sin embargo, el estado continua teniendo el derecho a confinar y, en algunas circunstancias, de matar, dado que representarían peligro inminente al propio estado de derecho. Por lo demás, es justamente la noción de peligrosidad lo que justifica este estado de excepción, las violaciones legales en el manejo de estos sujetos, sobre todo la inconstitucionalidad del confinamiento por más de treinta años. En razón de la peligrosidad, el infractor psicótico es destituido de todas sus características antropológicas y prerrogativas políticas. Le resta vegetar tras los muros de una institución que, así, cumple el doble papel de hospital y prisión para un sujeto dividido entre la figura del loco y la del criminal; y aún, permanecer sin derecho a la libre expresión, a la propia defensa, como también a los indultos y a otras medidas de reducción de la permanencia[20]. Prueba de esto, es que no hay en la Ley de Ejecución Penal (Ley n. 7.210/84) dispositivos que permitan la liberación del enfermo mental de forma progresiva, tal como ocurre en las penas privativas de libertad (Marchewka, 2003).

Como representantes del poder en estado de excepción, encontramos, por un lado, el médico especialista, en las palabras de Foucault (1975), "consejero de la punición", a quien cabe pronunciarse sobre la peligrosidad del infractor. Por otro, el juez de derecho, el cual, amparado en el informe psiquiátrico, determina el cumplimiento de medidas de seguridad. Y aunque no debamos ignorar, entre la psiquiatría y la justicia, los más complejos conflictos de competencias y de saberes, médicos y magistrados son cómplices de un mismo acto totalitario, que es la reducción del ser (antropológico) y del potencial (político) del psicótico infractor a la condición de vida sin valor, voz sin palabra, palabra sin sentido, en fin, vida desnuda desvestida de toda y cualquier autonomía.

Pues bien, esta creencia en la existencia de una peligrosidad intrínseca de los sujetos de la locura y del crimen, los inhabilita por entero ante cualquier tentativa de reintegración o tratamiento psicosocial. Las diferentes representaciones sociales compartidas por las personas –muchas de ellas reforzadas por los medios de comunicación social– sedimentan la asociación entre la peligrosidad y la locura, dificultando las iniciativas que buscan tratar al loco por medio de medidas inclusivas. Y lo que debemos poder contraponer a esta tesis de peligrosidad es que no existen datos concretos, o significativamente relevantes que justifiquen este procedimiento contra la locura. En otras palabras, no hay datos que comprueben que los locos infractores ofrezcan más riesgos a la sociedad que cualquier otro sujeto. "La potencialidad de perjudicar lo otro, y en particular de cometer crimen, está en la esencia de la persona humana, 'loca' o 'sana'. Peligrosos somos todos, en tesis", recuerda Jacobina (2004, p. 84). Pocos son aquellos que se ocupan de los factores que, en el caso de la locura, son preponderantes en el desencadenamiento de reacciones violentas, como, principalmente, el exceso de demandas afectivas y por participación en juegos de poder. Para los sujetos psicóticos, como lo demonstramos en la obra *Psicosis y creación* (Müller-Granzotto e Müller-Granzotto, 2013) tales demandas son imposibles de cumplir o soportar – por razones hasta hoy insondables o no concluyentes. La exigencia ostensiva para que este sujeto comparta una afección o participe de un proyecto que involucre afecciones, más allá de las formaciones propiamente psicóticas –las que denominamos de ajuste de búsqueda de suplencia en la realidad de las afecciones y sus despliegues –, genera la falencia social de los ajustes de búsqueda, la exclusión de las tentativas creativas con las cuales él intenta hacer de la realidad una respuesta posible a las demandas por este irreal de afecciones. Tal falencia social de los ajustes de búsqueda se denomina brote psicótico, como vimos más arriba. Y cumple reconocer, que los episodios de violencia envolviendo a sujetos psicóticos solamente sucede en situaciones de brote. De donde se sigue que la sociedad no puede eximirse de la responsabilidad de la reacción de los sujetos psicóticos en brote. Ningún sujeto tiene un brote solo.

Siempre lo tendrá en razón de la necesidad de una defensa desesperada ante la intransigencia de aquellos que no pueden reconocer la diferencia o singularidad de los sujetos, a quienes no les interesa o en los que no están disponibles las afecciones y sus desdoblamientos en el campo del deseo.

Lo cierto es que los tratamientos (a los psicóticos infractores) basados en la creencia de que tales sujetos son peligrosos (razón por la cual deben se inhibidos) en nada contribuyeron a la rehabilitación psicosocial de ellos. Muy por el contrario, conforme certifican los informes de las visitas realizadas a los HCPTs por la Comisión de Derechos Humanos de la Cámara Federal (BRASIL, 2000) y por el Consejo General de Psicología en colaboración con la Orden de los Abogados de Brasil (CFP/OAB, 2004), los psicóticos infractores internados están sujetos a todo tipo de violación de derechos. Vale destacar el uso sistemático de medicaciones con propósitos punitivos, la existencia de salas de aporreo, la precariedad en la higiene y cuidados básicos, además de la desesperanza alimentada por la amenaza disciplinaria de la prisión perpetua.

Contra este tipo de "tratamiento" algunas alternativas fueron creadas, como es el caso del Programa de Atención Integral al Consultante Judicial Portador de Sufrimiento Mental (PAI-PJ), una acción conjunta del Poder Judicial, del Ministerio Público y de la red de salud pública, en conformidad con los principios rectores de la reforma psiquiátrica brasileña. Con más de diez años de aplicación en la ciudad de Belo Horizonte, tal programa consiste en una serie de actividades de acompañamiento al loco infractor, que así recibe autorización para vivir integral o parcialmente junto a cuidadores de referencia (por ejemplo, su familia). Un equipo multiprofesional lo acompaña tanto en las diferentes etapas del proceso criminal como en su participación en los diferentes proyectos de reinserción social capitaneados por la asistencia social y de salud pública. La idea de este proyecto es ofrecer soporte psicosocial al loco infractor, para que éste pueda responsabilizarse y responder sobre su acto delictivo, así como encontrar alternativas pacíficas de socialización. Iniciativas de esta naturaleza, sin embargo, sufren muchas resistencias, tanto de los poderes públicos como de la sociedad civil, especialmente. Ambos no son capaces de hacer una lectura más amplia sobre las diferentes variables que intervienen en la constitución de las respuestas psicóticas y, sobre todo, en la falencia de ellas, como es el caso del brote. Nuestra tarea, como clínicos, es, antes que todo, participar de los diferentes foros de salud mental y defensa de los derechos humanos, ante los cuales podremos conocer, debatir y apoyar las iniciativas que, como el PAI-PJ, intentan restituir la dignidad ética de estos sujetos desprovistos de derechos (políticos) y humanidad (antropológica). No se trata de representar o ser la voz de los presidiarios y de los sujetos psicóticos judicializados. Sino, antes, de asegurar espacios políticos en los que ellos se puedan explayar y formular sus pedidos a la sociedad. Por eso es apremiante que los terapeutas Gestalt estén participando en los movimientos sociales en pro del reconocimiento de la ciudadanía y del derecho al tratamiento de los sujetos de las formaciones psicóticas. El presente libro, como todas las actividades que lo subsidiaron (participación en equipos del Caps, participación en eventos en salud mental, realización de proyectos sociales de acogida a los sujetos de la psicosis, clínicas individuales, seminarios teóricos, cursos, etc.), se configuran, antes que todo, como un acto político destinado a la sensibilización, educación y movilización de las personas en general en pro del fortalecimiento de las políticas públicas de atención a los sujetos de la psicosis y en sufrimiento.

Este trabajo político, sin embargo, no dispensa la atención a los propios sujetos, que deben ser protagonistas de sus propias reflexiones. Ayudarlos a identificar, en el seno de la miseria ética a que fueron reducidos, cuales son las representaciones sociales remanentes con las que todavía pueden operar, es un trabajo clínico de fundamental importancia y que implica, entre otras cosas, el rescate del contacto con familiares, amigos, dentro y

BIOPODER, TOTALITARISMO Y LA CLÍNICA DEL SUFRIMIENTO

fuera de las instituciones totales en que se encuentran. Se trata de un trabajo hercúleo, peligroso inclusive, porque desafía, por un lado, los dispositivos disciplinarios del estado de derecho a quien no le interesa reflexionar sobre las causas de la criminalidad, y, por otro, las prácticas totalitarias de los estados de excepción caracterizados por las pandillas criminales que operan dentro y fuera del estado de derecho, lo que incluye desde el interés nefasto de la industria farmacológica y el asedio que ejercen sobre la clase psiquiátrica, hasta la industria del tráfico ilegal y el régimen esclavo que imponen principalmente a las poblaciones carcelarias. Aun así, por mínima que sea la atención dirigida a un sujeto en condición de privación de libertad, y que se puede dar por una visita o el ofrecimiento de una escucha profesional, tales actividades pueden representar el rescate mínimo de la representación social más sacudida por la condición de sufrimiento a que los sujetos presos, locos o no, están sujetados, a saber, la esperanza. Pues la esperanza es el sentimiento básico que puede potenciar, sino deseos políticos (como el deseo de integrarse a un nuevo círculo social que no el de la criminalidad, el deseo de reivindicar derechos no atendidos), al menos una postura de apertura (que llamamos ajuste de inclusión) a aquello que pueda ser ofrecido por quien tiene más movilidad social, en este caso, los familiares, los amigos y los profesionales. La esperanza no es aquí un deseo, sino una representación social mínima, un pilar constitutivo de la sociabilidad de cada cual, que habilita a cada uno a reivindicar, del interlocutor, la atención a la humanidad que pueda existir entre ambos. Y, frecuentemente, en especial en el caso de los locos infractores, los principales sujetos junto a los cuales nosotros deberíamos poder rescatar la esperanza, son los familiares; en quienes todavía sobrevive la dignidad que, en los HCTPs está prohibida por los laudos médicos.

Representar la esperanza para los sujetos en sufrimiento ético, directamente o por medio de los familiares y de las organizaciones sociales de defensa de los derechos de las minorías, exige la atención a dos aspectos fundamentales. En primer lugar, es necesario comprender que jamás llegaremos a los sujetos por ellos mismos, mientras permanezcamos representando los intereses del estado de derecho, sobre todo los totalitarios. Necesitamos tener valentía para despojarnos de las identificaciones y prerrogativas que nos vuelven reproductores de las prácticas de exclusión promovidas por los regímenes totalitarios, lo que significa que debemos poder suspender nuestros juicios morales y nuestra normatividad política. Solamente de esta manera podremos asegurar una horizontalidad mínima, aunque recibida de modo desconfiado y esquivo por los sujetos excluidos, pero suficiente para que podamos comunicar nuestra gratuidad. Al final, es nuestra gratuidad el único horizonte capaz de autorizar el pedido de socorro, el pedido de inclusión de quien no tiene nada que ofrecer a cambio. En segundo lugar, es necesario comprender que no podemos incumbirnos de representar a los sujetos excluidos, pues esto implicaría una alienación tan nefasta cuanto aquella establecida por los regímenes totalitarios. Nuestra tarea no debe ser la de "hacer por" o convencer a quienquiera que sea, a partir de nuestra convicciones o lecturas respecto a los sujetos en sufrimiento ético. Se trata antes de acoger el pedido de inclusión formulado por los sujetos en sufrimiento, lo que en principio significa incluir el pedido respetando el protagonismo de quien lo produce. Solamente de esta forma nuestra actitud puede favorecer que, en el futuro, posiblemente, el pedido de socorro de otrora se transforme en un proyecto político representativo del interés de una diversidad. Si es verdad que el sufrimiento exige ayuda solidaria, la mejor ayuda siempre es aquella que restituye al sufridor el protagonismo, única forma de elevar la praxis a la condición de identidad propia, antropológica.

Notas

1. En un artículo titulado "Privilégio e astúcia da fala segundo Merleau-Ponty" (Müller-Granzotto, 2002), presentamos un estudio sobre el uso de las nociones de *palabra hablada* y *palabra hablante* en Merleau-Ponty.

2. Ver excelente estudio de Roberto Machado sobre la arqueología de Foucault (Machado, 1981).

3. En su estudio titulado "Qu'est-ce qu'un dispositif", Deleuze (1986) busca demostrar que no sería justificado inferir de la noción foucaultiana de "dispositivo" una teoría del poder, una vez que no se encuentra en parte alguna de la obra de Foucault apelación a una "voluntad de verdad" universal y constante.

4. "Veo mi trabajo, sin duda, próximo de aquel de Foucault. En mis dos últimas investigaciones sobre el 'estado de excepción' y sobre la 'teología económica', busqué aplicar el mismo método genealógico y paradigmático que practicaba Foucault. Por otro lado, Foucault trabajó en tantos campos, pero los dos que dejó fuera son, exactamente, el derecho y la teología, y me pareció natural dedicar mis dos últimas investigaciones precisamente en esta dirección" (Agamben, 2004, p. 2)

5. La posición cínica a que hemos hecho referencia tiene relación con Diógenes de Sinope, el cual era "hijo del banquero Iquêsios, radicado en Sinope. Diclés revela que Diógenes vivió en el exilio porque su padre, a quien fuera confiado el dinero del Estado, adulteró la moneda corriente. Sin embargo, Eubulides, en su libro sobre Diógenes, afirma que el proprio Diógenes actuó de esa manera y fue forzado a dejar su tierra natal con su padre. Diógenes, por cierto, en su obra *Pôrdalos,* confiesa la adulteración de la moneda. Dicen algunos autores que, habiendo sido nombrado superintendente, se dejó persuadir por los operarios y fue a Delfos o al oráculo

Délio en la patria de Apolo a preguntar si debería hacer aquello a que deseaban inducirlo. El dios le dió permiso para alterar las instituciones políticas, sin embargo, él no entendió y adulteró la moneda. Descubierto, según algunos autores fue exiliado, y según otros dejó la ciudad espontáneamente" (Diógenes Laêrtios, trad.1977, §20). En tierra extranjera (Atenas), Diógenes defendía, "en relación a las leyes, [...], no es posible la existencia de un Estado sin ellas." Además, Diógenes "afirma que sin una ciudad la propia civilización no tiene ninguna utilidad; la ciudad es una comunidad civilizada y organizada; sin la ciudad las leyes no tienen utilidad; luego, la ley es la civilización". Por eso, "Diógenes ridiculizaba a la nobleza de nacimiento, la fama y similares, llamándolas adorno ostentatorio del vicio" (Diógenes Laêrtios, trad.1977, §72). Sin embargo, "Diógenes nada veía de extraño en robar cualquier cosa de un templo o en comer la carne de cualquier animal, ni veía cualquier impiedad en comer la carne humana, como lo hacían sabiamente algunos pueblos extranjeros. De acuerdo con la recta razón, él decía que todos los elementos están contenidos en todas las cosas e impregnan todas las cosas; siendo así, en el pan hay carne y en las verduras hay pan; y todos los otros cuerpos, por medio de ciertos conductos y partículas invisibles, también encuentran su camino para todas las substancias y se unen a ellas bajo la forma de vapor [...]" (Diógenes Laêrtios, trad.1977, §73). Aun conforme Diógenes Laêrtios (trad.1977, §71), Diógenes "de hecho, adulteró moneda corriente porque atribuía menor importancia a las prescripciones de las leyes que a las de la naturaleza, y afirmaba que su manera de vivir era la de Heracles, que prefería la libertad a todo lo demás". De donde se infiere la idea fundamental del cinismo griego, según el cual, importa vivir de modo civilizado en la ciudad, obedeciendo las leyes, pero tolerando las múltiples formas de comprenderlas, lo que incluye la contradicción y las idiosincrasias. Sólo no se puede tolerar la intolerancia, la cual debe siempre ser denunciada por un dicho tolerante, que no elimina la posibilidad de la reconsideración, como es el caso de los dichos pantomímicos, sarcásticos, los cuales constituye la *parresia* o dicho verdadero.

6. La vida de Diógenes causaba curiosidad entre los atenienses. Además de vivir en un tonel, vestía apenas una túnica, lamía agua de las pozas y siempre respondía "busco al hombre", a todos los que le preguntaban el porqué de deambular por las calles de Atenas a plena luz del sol con una linterna en las manos. En verdad, este estilo de vida era una respuesta contra las comodidades y actividades intelectuales. Diógenes era contra cualquier forma de erudición y se expresaba por actitudes y elecciones concretas. Una historia famosa sobre su vida ilustra su manera satírica de responder a las

BIOPODER, TOTALITARISMO Y LA CLÍNICA DEL SUFRIMIENTO

preguntas sobre su personalidad: cierto día, mientras tomaba un baño de sol, Alejandro le dijo de forma inesperada, "pídeme lo que quieras". Entonces Diógenes le pidió a Alejandro que se quitase de enfrente, pues le estaba tapando el sol.

7. "En cierta ocasión este filósofo se masturbaba en plena plaza del mercado y decía: 'sería bueno si, refregando también el estómago, el hambre pasase'" (Diógenes Laêrtios, trad.1977, §46 e §69).

8. "Cierta vez Alejandro lo encontró y le dijo: 'Soy Alejandro, el gran rey'; 'Y yo', le dijo él, 'soy Diógenes, el perro'. Le Preguntaron que había hecho para ser llamado perro, y la respuesta fue: 'balanceo la cola alegremente para quien me da cualquier cosa, ladro para los que me rechazan y muerdo a los canallas'". (Diógenes Laêrtios, trad.1977, §60).

9. Del griego *parrhêsia*, encontrada originariamente en la literatura de Eurípedes, *parresia* significa "coraje de decir la verdad", "hablar libremente", "decir todo". Según Plutarco, se trata de una virtud contraria a la adulación. Es una praxis originalmente política, según la cual, en un régimen monárquico, alguien, el parresista, dice la verdad al príncipe, aunque esto le cueste la cabeza. Posteriormente, el término recibió una connotación moral, designando la virtud del Príncipe para decir la verdad. Se Trata del coraje racional de escuchar las opiniones diversas, incluso aquellas que al príncipe normalmente no le gustaría oír, a fin de prevenirse contra la adulación. Más tarde, Foucault se ocupa del término para con él designar las relaciones morales del "cuidado de sí". En palabras de Foucault, se trata del "[...] libre coraje mediante el cual uno se relaciona consigo mismo en el acto de decir la verdad; o sea, la ética de decir la verdad en un acto libre y peligroso" (Foucault, *apud* Ortega, 1999 p. 108).

10. Para mayor profundización en este tema consultar artículo: Müller-Granzotto, M.J. 2010b. Outrem em Husserl e em Merleau-Ponty. In: Battisti, César Augusto (org). Às voltas com a questão da subjetividade. Toledo, Unioeste. Ijuí, Unijuí. 2010.

11. En la traducción del libro póstumo de Merleau-Ponty *Le visible et l'invisible* al español, el traductor no ha hecho caso a la importancia de la distinción que el autor ha establecido entre los significantes franceses *autre* y *autrui,* traduciéndo los a los dos como "el otro". Doravante y de forma inadvertida, vamos a corregir el equívoco en la traducción española, empleando la expresión "lo otro" como equivalente al original francés *autrui.*

12. También en la traducción española de la obra *Prose du monde* el traductor omitió la importante diferencia entre *autre* y *autrui* conforme la hemos explicado en la nota anterior. Por eso, también de forma inadvertida, vamos a corregir la traducción española cuando de ella nos servimos.

13. Este es el argumento central de nuestra obra *Fenomenología y Terapia Gestalt* (2007). En ella, defendemos que el pasaje de la fenomenología a la clínica en la terapia Gestalt consistió en un abandono del interés especulativo por las esencias en favor de un interés por eso que hace desviar, precisamente, lo otro. Ora, el interés por lo otro es, para nosotros, una ética (en el sentido de apertura y no en el sentido de observancia de la ley). Y el desvío en dirección a las manifestaciones de lo otro, conforme a nuestro entendimiento, una clínica (en el sentido de Lucrecio, a saber, *clinamen)*. De aquí se concluye que la clínica gestáltica – en cuanto una ética – es un desvío del mirar en dirección a las manifestaciones de lo otro.

14. La colaboradora del Instituto Müller-Granzotto de Psicología Clínica Gestáltica, Angela Maria Hoepfner (2009), ha prestado relevantes contribuciones en el sentido de lograr que se comuniquen las políticas de humanización del SUS y las tecnologías de intervención en ajustes de inclusión, conforme a la orientación ética, política y antropológica adoptada por nuestra institución.

15. Conforme a Lichtenberg (1990, p. xii), "estoy convencido de que no estamos circunscritos a la psicoterapia cuando aplicamos los conocimientos de la psicología relativos a la opresión [...] uno puede tratar de deshacer el nudo de la opresión y hacer posible un cambio de orientación en los opresores en el campo de la acción social y también en las relaciones entre familiares y amigos. Cuando entendemos ambas dinámicas, la social y la psicológica, podemos entrar a las relaciones en formas potencialmente transformadoras".

16. Para Freyre (1981, p. 228-9), el "carácter sociolingüísticamente cristocéntrico de la colonización portuguesa, en particular, o hispánica, en general, de Brasil habrá asegurado a la sociedad brasileña, desde los días prenacionales, un sentido de *continuum* cultural diferente de los etnocéntricos. Habrá predispuesto a esa sociedad y a esa cultura a una consciencia sociocultural libre de resentimientos contra colonizadores que aquí se hubiesen definido como constructores de un sistema étnicamente cerrado, con la etnicidad, en vez de la religiosidad, en la base de esa construcción [...]. Favorable a ese anarquismo constructivo, que caracterizó la formación sociocultural brasileña, fue no haberse realizado esa formación ni estatal ni

BIOPODER, TOTALITARISMO Y LA CLÍNICA DEL SUFRIMIENTO

teocráticamente [...]. Supongo que haya sido el autor de *Casa Grande e Senzala (Los maestros y los esclavos)*, el primer intérprete del proceso de formación brasileña en atribuir a esa institución [Casagrande y barracones brasileños] el más importante y más creativo papel en ese proceso. Ni reyes de Portugal, ni obispos ni abades de monasterios, ni jesuitas, los principales constructores de la sociedad brasileña desde días prenacionales fueron sí, los señores de casas grandes de ingenios, de haciendas y de estancias y los esclavos –varios de esos esclavos, emancipados por los señores, como si fuesen antecesores de la princesa Isabel [...]– de los barracones. Ellos, señores completados por esos esclavos, y los compadres, los ahijados, los protegidos –las protegidas, tal vez más do que los protegidos– de esos señores: compadres, ahijados, amantes, hijos naturales de las amantes, como extensión de la familia patriarcal. O de las familias patriarcales residentes en las casas grandes, sin que se deje de recordar aquellos que constituyeron esa parte como mítica y mística, los santos predilectos de cada familia y los muertos, a veces sepultados en las propias capillas de las casas grandes, a la sombra de esos santos, también casi personas de casa".

17. En el año de 1991, el Índice de Desarrollo Humano Municipal (IDH-M) de los negros de Brasil era 0,608, o equivalía al IDH de un país con desarrollo humano medio. Este valor, en el comienzo de la década de 1990, colocaría al Brasil negro entre la 101ª y la 102ª posición del ranking internacional (entre Corea del Norte y Mongolia). En 2000, el IDH-M de los negros de Brasil pasó a 0,703. A pesar de esta evolución positiva, la población afro-brasileña seguía con un IDH de un país de nivel de desarrollo humano medio, índice que colocaría a los negros brasileños, en este mismo año, entre la 104ª y la 105ª posición (entre El Salvador y Moldavia). Para empeorar la situación, la proporción de negros por debajo de la línea de pobreza sobre el total de la población negra en el Brasil viene manteniendo una tendencia en torno al 50% desde 1995. En el caso de la población blanca, el porcentaje de personas por debajo de la línea de pobreza gira en torno al 25%. Disponible en: <http://www.pnud.org.br/atlas/>. Acceso en: 22 de junio de 2011.

18. Se estima que, en Brasil, el 10% más rico de la población –cerca de 19 millones de personas– tienen en sus manos el 45,8% de la riqueza nacional. En la otra punta, el 10% más pobre sobrevive dividiendo entre si el 1% de la renta nacional. De donde se sigue que, actualmente, Brasil es el 10º más desigual en una lista con 126 países y territorios, según el índice de Gini. Este indicador de desigualdad de renta varía de 0 a 1, siendo 0 atribuido en una situación en la cual toda la población poseyese una renta equivalente,

y 1 si apenas una persona detentase toda la riqueza del país. En el informe, el índice de Brasil es 0,580, menor que el de Colombia (0,586, novena en el ranking de los peores) y poco mayor que los de África del Sur y Paraguay (0,578, empatadas en la 11ª colocación, como indica el informe de 2006 del Programa de las Naciones Unidas para el Desarrollo [PNUD, 2003]). Disponible en: <http://www.pnud.org.br>. Acceso en: 22 de junio de 2011.

19. "El primer manicomio judicial en Brasil fue inaugurado en Río de Janeiro en 1921 atendiendo a la demanda social por una 'prisión de carácter especial'" (Carrara, 1998). Actualmente, existen 19 instituciones como esa en funcionamiento en el país, abrigando cerca de 4 mil personas (Brasil, 2002).

20. La colaboradora del Instituto Müller-Granzotto de Psicología Clínica Gestáltica, Marcele Emerim (2011), realiza una investigación en el Programa de Posgraduación en Psicología de la UFSC versando sobre el tema *O testemunho (im)possível do louco infrator: condições de acolhimento e de emergência*. Agradecemos a ella la asesoría que nos prestó en la investigación sobre la condición de los psicóticos infractores en los HCTPs.

Referencias bibliográficas*

AGAMBEN, Giorgio. 1995a. *Homo sacer: o poder soberano e a vida nua I.* Belo Horizonte: UFMG, 2004.

_____. 1995b. Le cinéma de Guy Debord (1995). In : *Image et mémoire*, Hoëbeke, 1998.

_____. 2004. Da teologia política à teologia econômica. Entrevista com Giorgio Agambem concedida a Gianluca Sacco, publicada em: *Rivista online, Scuola superiore ell'economia e delle finanze*, anno I, n. 6-7, Giugno-Luglio 2004, 7 p. Trad. portuguesa Selvino José Assmann.

_____. 2008. *Signatura rerum.* Sur la méthode. Trad. Joël Gayraud. Paris: Librairie philosophique J. Vrin.

ARENDT, Hannah. 1958. *A condição humana.* Rio de Janeiro: Forense Universitária, 2001.

_____. 1963. *Eichmann em Jerusalém – Um relato sobre a banalidade do mal.* São Paulo: Companhia das Letras, 1999.

_____. 1970. *Responsabilidade e julgamento.* São Paulo: Companhia das Letras, 2004.

_____. 1973. *Compreender: formação, exílio, totalitarismo.* (Ensaios). São Paulo: Companhia das Letras, 2008.

_____. 1975. *O que é a política?* Rio de Janeiro: Bertrand Brasil, 1998.

_____. 1978. *A vida do espírito. O pensar/O querer/O julgar.* Rio de Janeiro: Relume Dumará, 1995.

---

* En la presente obra, se les propone un sistema de citaciones de fuentes que, en el recorrido del texto, a los nombres de los autores se les da primacía, después a la fecha de primera edición, y a la paginación de la obra efectivamente consultada. En las referencias bibliográficas, a su vez, se les da las fuentes completas. Esta forma de citar se propone para reforzar el estilo genérico de presentación de las ideas, el cual siempre parte del uso originario de los conceptos, para entonces remarcar los despliegues posteriores. De este modo, la citación de la fecha de la primera publicación nos puede facilitar una lectura historiográfica.

ARISTÓTELES, tradução de 1985. *A política*. Trad. Mário da Gama Cury. Brasília, UnB, 1985.

AYRES, J. R. C. M. *et al.* 2003. O conceito de vulnerabilidade e as práticas de saúde: novas perspectivas e desafios. In: CZERESNIA, D.; FREITAS, C. M. (Org.). *Promoção da saúde: conceitos, reflexões, tendências.* Rio de Janeiro: Fiocruz, p.117-40.

BASAGLIA, Franco. 1985. *Instituição negada: relato de um hospital psiquiátrico.* Rio de Janeiro, Graal.

BATAILLE, Georges. 1987. *O erotismo.* Porto Alegre: L&PM.

_____. 1992. *A experiência interior.* São Paulo: Ática.

_____. 1975. *A noção de despesa. A parte maldita.* Rio de Janeiro: Imago.

BENNINGTON, Geoffrey. 2002. Desconstrução e Ética. In: DUQUE-ESTRADA, Paulo Cesar (Org.). *Descontrução e ética: ecos de Jacques Derrida.* Rio de Janeiro/São Paulo: PUC/Loyola.

BENJAMIN, Walter. 1971. *Oeuvres I. Mithe et violence.* Paris: Denoi.

BLANCHOT, Maurice. 1971. *L'Entretien infini.* Paris: Gallimard.

_____. 1987. O olhar de Orfeu. In: _____. *O espaço literário.* Rio de Janeiro: Rocco.

BRASIL. 1984. Lei n. 7.209, de 11 de julho de 1984. Altera dispositivos do Decreto-Lei n. 2.848, de 7 de dezembro de 1940 – Código Penal, e dá outras providências. *Diário Oficial da União*, Brasília, DF. Disponível em: <http://www.planalto.gov.br/CCIVIL/leis/1980-1988/L7209.htm>. Acesso em: 22 de junho de 2011.

_____. 1988. *Constituição da República Federativa do Brasil.* Brasília, DF: Senado Federal, 2004.

_____. 2000. Câmara dos Deputados. Comissão de Direitos Humanos. *Relatório da I Caravana Nacional de Direitos Humanos: uma amostra da realidade manicomial brasileira.* Brasília: Câmara dos Deputados, 2000.

_____. 2001. Lei n. 10.216, de 6 de abril de 2001. Dispõe sobre a proteção e os direitos das pessoas portadoras de transtornos mentais e redireciona o modelo assistencial em saúde mental. *Diário Oficial da União*, Brasília, DF, p. 2, 9 abr. 2001. Disponível em: <http://www.saude.sc.gov. br/geral/planos/programas_e_projetos/saude_mental/lei_10216.htm>. Acesso em: 22 de junho de 2011.

_____. 2002. Ministério da Saúde/Ministério da Justiça. *Seminário Nacional para Reorientação dos Hospitais de Custódia e Tratamento Psiquiátrico*: Relatório Final. Brasília, DF, 2002.

_____. 2005. Ministério da Saúde. Secretaria de Atenção à Saúde. Dape. Coordenação Geral de Saúde Mental. *Reforma psiquiátrica e política de saúde mental no Brasil.* Documento apresentado à Conferência Regional de Reforma dos Serviços de Saúde mental: 15 anos depois de Caracas. Opas. Brasília: Ministério da Saúde, 2005.

_____. 2009. Ministério da Saúde. Secretaria de Atenção à Saúde. *Política Nacional de Humanização da Atenção e Gestão do SUS*. Clínica ampliada e compartilhada / Ministério da Saúde, Secretaria de Atenção à Saúde, Política Nacional de Humanização da Atenção e Gestão do SUS. Brasília: Ministério da Saúde. 64 p.: il. color. – (Série B. Textos Básicos de Saúde).

_____. 2010a. Ministério da Saúde. Secretaria de Atenção à Saúde. Núcleo Técnico da Política Nacional de Humanização. *Acolhimento nas práticas de produção de saúde*/Ministério da Saúde, Secretaria de Atenção à Saúde, Núcleo Técnico da Política Nacional de Humanização. – 2. ed. 5. reimp. – Brasília: Editora do Ministério da Saúde.

_____. 2010b. Ministério da Saúde. Secretaria de Atenção à Saúde. *Política Nacional de Humanização*. Atenção Básica/Ministério da Saúde, Secretaria de Atenção à Saúde, Política Nacional de Humanização. Brasília: Ministério da Saúde, 256 p.: il. – (Série B. Textos Básicos de Saúde) (Cadernos HumanizaSUS; v. 2).

_____. 2011. Lei n. 12.403/2011, de 4/5/2011. Altera dispositivos do Decreto-Lei n. 3.689, de 3 de outubro de 1941 – Código de Processo Penal, relativos à prisão processual, fiança, liberdade provisória, demais medidas cautelares, e dá outras providências. *Diário Oficial da União*, Brasília, DF, 5 de maio de 2011. Disponível em: http://www.planalto.gov.br/ccivil_03/_ato2011-2014/2011/lei/l12403.htm. Acesso em: 22 de junho de 2011.

CARRARA, Sérgio. 1998. *Crime e loucura: o aparecimento do manicômio judiciário na passagem do século*. Rio de Janeiro: Eduerj; São Paulo: Edusp.

CFP/OAB. 2004. Conselho Federal de Psicologia & Ordem dos Advogados do Brasil. *Relatório de Inspeção Nacional de Unidades Psiquiátricas em prol dos Direitos Humanos*: uma amostra das unidades psiquiátricas brasileiras. Brasília: CFP/OAB.

COSTA, Jurandir Freire. 1995. O sujeito em Foucault: estética da existência ou experimento moral in *Revista Tempo Social* – Revista de Sociologia da USP, n. 7, v. 1-2. São Paulo, outubro de 1995, p. 121-38.

DAVIDSON, Donald. 1982. Paradoxes of irrationality. In: WOLHEIM, Richard & HOPKINS, James (eds.). *Philosophical essays on Freud*. Cambridge, Cambridge University Press. p. 289-305.

DEBORD, Guy. 1967. *A sociedade do espetáculo*. Rio de Janeiro: Contraponto, 1997.

DELEUZE, Gilles. 1969. *Logique du sens*. Paris, Minuit.

MARCOS JOSÉ MÜLLER-GRANZOTTO E ROSANE LORENA MÜLLER-GRANZOTTO

_____. 1986. Qu'est-ce qu'un dispositif. In: _____. *Foucault*. Paris, Minuit. Versão em portugués: *Foucault*. São Paulo: Brasiliense. 1988

_____. 1997. *Crítica e clínica*. São Paulo: Ed. 34.

DERRIDA, Jacques. 1967. *A voz e o fenômeno*. Trad. Lucy Magalhães. Rio de Janeiro: Jorge Zahar, 1994.

_____. *Papel-máquina*. São Paulo: Estação Liberdade, 2004.

DEWEY, John. 1922. *Human nature and conduct: an Introduction to Social Psychology*. Amherst. New York: Prometheus Books, 2002.

_____. 1938. *Lógica: a teoria da investigação*. Trad. Murilo R. O. Paes Leme. São Paulo: Abril, 1980. (Coleção Os Pensadores, v. Dewey).

DIÓGENES LAÊRTIOS. (tradução 1977). *Vidas e doutrinas dos filósofos ilustres*. Trad. Mário da Gama Kury. 2.ed. Brasília: UnB, 1977.

DONEDA, Denise. 2009. O rumo das ações voltadas à redução de danos e à abstinência. *Diálogos*. Ano 6, n. 6, Nov. 2009, p. 28-30.

DSM-IV. 1994. *Manual Diagnóstico e Estatístico de Doenças Mentais – Quarta Edição*. Washington: Associação Psiquiátrica Americana (APA), 1994. (Version en portugués publicada pela Artmed, São Paulo.)

EMERIM, Marcele de Freitas. 2011. *O testemunho (im)possível do louco infrator: condições de acolhimento e de emergência*. Projeto de Mestrado Qualificado. *Orientadora*: Profª Drª Mériti de Souza. Programa de PG em Psicologia. Universidade Federal de Santa Catarina.

EPICURO. Tradução de1988. Antologia de textos. *In: Epicuro, Lucrécio, Sêneca e Marco Aurélio*. São Paulo: Abril Cultural, 1988.

FERRAZ, Marcus Sacrini A. 2009. *Fenomenologia e ontologia em Merleau-Ponty*. Campinas, Papirus.

FORRESTER, Viviane. 1997. *O horror econômico*. Trad. Álvaro Lorencini. 3.ed. São Paulo: Unesp.

FOUCAULT, Michel. 1953. *Doença Mental e Psicologia*. Trad. Lílian Rose Shaldres. Rio de Janeiro: Tempo Brasileiro, 1975.

_____. 1954. Introdução (*In Binswanger*). In: _____. *Dits et écrits*, I (1954-1969). Paris: Gallimard, 1994. (Version en portugués: *Ditos e escritos I*. Problematização do sujeito: psicologia, psiquiatria e psicanálise. Organização e seleção de textos: Manuel Barros da Motta. Trad. Vera Lucia Avellar Ribeiro, 1999.)

_____. 1963. *O nascimento da clínica*. Trad. Antônio Ramos Rosa. Rio de Janeiro: Forense Universitária, 1998.

_____. 1966. *Les mots et les choses: une archéologie des sciences humaines*. Paris: Gallimard, 1966. 400 p. (Version en portugués: *As palavras e as coisas*. Trad. Salma Michael. São Paulo: Martins Fontes, 1992.)

_____. 1975. *Surveiller et punir. Naissance de la prison*. Paris: Gallimard,

BIOPODER, TOTALITARISMO Y LA CLÍNICA DEL SUFRIMIENTO

1975. 360p. (Version en portugués: *Vigiar e punir: história da violência nas prisões.* 27. ed. Trad. Raquel Ramalhete. Petrópolis: Vozes, 1987.)

———. 1975-6. *Il faut défendre la société. Cours au collège de France (1975-1976).* Paris: Gallimard, Seuil, 1997. (Version en portugués: *Em defesa da sociedade.* Trad. Remo Mannarino Filho. São Paulo: Martins Fontes, 1999.)

———. 1976. *Histoire de la sexualité (Volonté de savoir,* t. I). Paris: Gallimard. 1976. 211 p. (Version en portugués: *A vontade de saber (História da sexualidade,* t. I). Trad. Maria Thereza da Costa Albuquerque e J. A. Guilhon Albuquerque. 12. ed. Rio de Janeiro: Graal, 1988.

———. 1977-8. Securité, territoire, population. In: *Dits et* écrits, III (1954-1988). Paris: Gallimard, 1994

———. 1978-9. Naissance de la biopolitique. In: *Dits et* écrits, III (1954-1988). Paris: Gallimard, 1994

———. 1979a. *Microfísica do poder.* Trad. Roberto Machado. São Paulo: Graal, 2008.

———. 1979b. *A verdade e as formas jurídicas* – conferências de Michel Foucault na PUC-RJ. Rio de Janeiro: Nau, 158p.

———. 1980. Politique et éthique: une interview (entrevista a M. Jay, L. Löwenthal, P. Rabinow, R. Rorty e C. Taylor). In: *Dits et écrits,* IV (1980-1988). Paris: Gallimard, 1994, p. 584-90.

———. 1981. Une esthétique de l'existence (entrevista a A. Fontana). In: *Dits et écrits,* IV (1980-1988). Paris: Gallimard, 1994, p. 730-5.

———. 1981-2. *A hermenêutica do sujeito.* São Paulo: Martins Fontes, 2004

———. 1982. *Dits et écrits,* IV (1980-1988). Paris: Gallimard, 1994.

———. 1984a. *L'usage des plaisirs (Histoire de la sexualité,* t. II). Paris: Gallimard. 339 p. (Coleção *Tel,* edição de bolso). (Version en portugués: *O uso dos prazeres, História da sexualidade, t. II,* Trad. Maria Thereza da Costa Albuquerque e J. A. Guilhon Albuquerque. 12. ed. Rio de Janeiro: Graal, 1984.

———. 1984b. *Le souci de soi (Histoire de la sexualité,* t. III). Paris: Gallimard. 334 p. (Coleção *Tel,* edição de bolso). (Version en portugués: *O cuidado de si – História da sexualidade,* t. III. Trad. Maria Thereza da Costa Albuquerque e J. A. Guilhon Albuquerque. 12. ed. Rio de Janeiro: Graal, 1985.)

FREYRE, Gilberto. 1981. *Insurgências e ressurgências atuais.* Cruzamentos de sins e nãos num mundo em transição. Rio de Janeiro: Globo.

GOODMAN, Paul. 1951. *The empire city.* Indianápolis: Ind/Nueva York: Julian Press, 1951.

———. 1972. *Little prayers and finite experience.* Nueva York: Harper Collins.

_____. 2011. *The Paul Goodman Reader* by Sally Goodman. Introduction by Taylor Stoehr. Oakland: PM Press.

GOFFMAN, Erving. 1961. *Manicômios, prisões e conventos*. 7. ed. São Paulo: Perspectiva, 2005. HEIDEGGER, Martin. 1927. *Ser e tempo*. Trad. Márcia Cavalcanti. Petrópolis: Vozes, 1989, 2 volumes.

_____. 1929. *Qu'est-ce la métaphisique?* (Version en portugués: *Que é Metafísica?* Trad. Ernildo Stein. São Paulo: Abril Cultural, 1973. Col. Os pensadores.)

HOEFNER, Ângela. 2009. A clínica do sofrimento ético-político como uma proposta de intervenção na clínica ampliada e compartilhada. In: BRASIL. 2009. Ministério da Saúde. Secretaria de Atenção à Saúde. Política Nacional de Humanização. Atenção Básica/Ministério da Saúde, Secretaria de Atenção à Saúde, Política Nacional de Humanização. – Brasília: Ministério da Saúde, 256 p.: il. – (Série B. Textos Básicos de Saúde) (Cadernos HumanizaSUS; v. 2).

JACOBINA, Paulo Vasconcelos. Direito penal da loucura: medida de segurança e reforma psiquiátrica. *Revista de Direito Sanitário*, v. 5, n. 1, mar. 2004. Disponível em: <http://bases.bireme.br/cgibin/wxislind.exe/iah/online/?IsisScript=iah/iah.xis&src=google&base=LILACS&lang=p&-nextAction=lnk&exprSearch=418643&indexSearch=ID>. Acesso em: 21 de julho de 2011.

JAMES, William. 1904. Ensaios em empirismo radical. Trad. P. R. Mariconda. (Coleção Pensadores, Vol. 40). São Paulo: Abril Cultural, 1974.

JORNAL DO FEDERAL. 2011. Publicação do Conselho Federal de Psicologia, año XXII, abril de 2011.

JUNG, Carl Gustav. 1966. The practice of psychotherapy. In: _____. *Collected Works of C. G. Jung*. Por Sir Robert Read, Michael Fordham, Gerhard Adler e William McGuire. Trad. R.F.C. Hull. Nueva York: Princeton University Press. 1953-76. (Bollingen Series XX).

KANT, Imannuel. 1785. *Fundamentação da metafísica dos costumes*. Trad. Paulo Quintela. Lisboa: Edições 70, 1995.

LACAN, Jacques. 1932. *Da psicose paranóica e suas relações com a personalidade*. Trad. A. Menezes, M. A. C. Jorge e P. M. da Silveira. Rio de Janeiro: Forense Universitária. 1987.

_____. 1946. Proposta acerca da causalidade psíquica. In: _____. *Escritos*. Rio de Janeiro: Jorge Zahar Editor, 1998.

_____. 1949. "Le stade du miroir comme formateur de la fonction du Je". *Revue française de psychanalyse*, n. 4, out./dez. 1949.

_____. 1955-6. *O seminário*. Livro 3: As psicoses. Texto estabelecido por Jacques-Alain Miller. Trad. M. D. Magno. 2. ed. Rio de Janeiro: Zahar, 1998.

_____. 1957-8. *O seminário.* Livro 5: As formações do inconsciente. Trad. Vera Ribeiro. Rio de Janeiro: Zahar, 1999.

_____. 1958. De uma questão preliminar a todo tratamento possível da psicose. In: _____. *Escritos.* Rio de Janeiro: Jorge Zahar, 1998.

_____. 1959-60. *O seminário.* Livro 7: A ética da psicanálise. Version de M. D. Magno. 2. ed. Rio de Janeiro: Zahar, 1986.

_____. 1964. *O seminário.* Livro 11: Os quatro conceitos fundamentais da psicanálise. Texto estabelecido por Jacques-Alain Miller. Trad. M. D. Magno. 2. ed. Rio de Janeiro: Zahar, 1998.

_____. 1966. Écrits. Paris: Seuil. Trad. *Escritos.* Rio de Janeiro: Jorge Zahar, 1996.

_____. 1969-70. *O seminário.* Livro 17: O avesso da psicanálise. Texto estabelecido por Ari Roitman. Rio de Janeiro: Zahar, 1992.

_____. 1972. *O seminário.* Livro 20: Mais, ainda. Texto estabelecido por Jacques-Alain Miller. Trad. M. D. Magno. 2. ed. Rio de Janeiro: Zahar, 1985.

_____. 1974. *Televisão.* Rio de Janeiro: Jorge Zahar, 1993.

_____. 1975. R.S.I. *Ornicar?* Revue du Champ Freudien, n. 3, p. 17-66. Paris, 1981

_____. 1976-7. Le sinthome. *Ornicar?* Revue du Champ Freudien, n. 6, p. 3-20; n. 7, p. 3-18; n. 8, p. 6-10; n. 9, p. 32-40; n. 10, p. 5-12; n. 11, p. 2-9, Paris.

LAING, R. D; COOPER, D. G. 1976. *Razão e violência: uma década da filosofía de Sartre.* Trad. Aurea Brito Weissenberg. Petrópolis: Vozes.

LEIBNIZ. 1714. *Princípios de Filosofia ou Monadologia.* Trad. Luís Martins. Lisboa: Imprensa Nacional/Casa da Moeda, s.d.

LEITE, Márcio Peter S. 2000. Subsídios para o estudo da segunda clínica de Lacan. Agente. *Revista de psicanálise,* n. VII, v. 13, p. 30-35, Nov. 2000.

LEITE, Maria Aparecida. 2003. *O des-curso cínico: a poética de Glauco Mattoso.* Tese de Doutorado em Teoria Literária. Orientador Marcos José Müller-Granzotto. Programa de Pós-Graduação em Literatura. UFSC. 213p.

LELOUP, Jean-Yves. 1998. *Cuidar do ser – Fílon e os terapeutas de Alexandria.* Petrópolis: Vozes.

LEVINAS, Emannuel. 1967. *Descobrindo a existência com Husserl e Heidegger.* Lisboa: Instituto Piaget.

_____. 1978. "Martin Buber, Gabriel Marcel et la Philosophie". *Revue Internacionale de Philosophie,* n. 126, v. 4, p. 492-511.

_____. 2000. *Totalidade e infinito.* Trad. José Pinto Ribeiro. Lisboa: Edições 70.

LICHTENBERG, Phillip. 1990. *Psicología de la opresión*. Guía para Terapeutas y Activistas. Trad. Maria Elena Soto y Francisco Huneeus. Santiago: Cuatro Vientos, 2008.

LYOTARD, Jean-François. 1979. *A fenomenologia*. Trad. Armindo Rodrigues. Lisboa: Edições 70, p. 91-2.

MACHADO, Roberto. 1981. *Ciência e saber*. Rio de Janeiro: Graal.

_____. 2006. *Foucault, a ciência e o saber*. 3. ed. rev. e amp. Rio de Janeiro: Jorge Zahar, 202 p.

MARCHEWKA, Tânia Maria Nava. 2003. As contradições das medidas de segurança no contexto do Direito Penal e da Reforma Psiquiátrica no Brasil. *Revista de Direito Upis*, Brasília, v. 1, n. 1, jan. 2003. Disponível em: <http://www.upis.br/revistadireito/rev_dir_vol1.pdf>. Acesso em: 19 de julho de 2011.

MARX, Karl. 1867. Le *capital* – livre 1. Paris: PUF: 2000. Disponível em http://www.marxists.org/portugues/marx/1867/ocapital-v1/index.htm

MELMAN, Charles. 2004. *A neurose obsessiva*. Trad. Inesita Machado. Editor: José Nazar. RJ, Companhia de Freud.

MERLEAU-PONTY, Maurice. 1942. *La Structure du comportement*. - Paris: PUF.

_____. 1945. *Fenomenología de la percepcion*. Trad. Emilio Uranga. México: Fondo de Cultura Económica, 1957.

_____. 1947. *Humanisme et terreur*. Paris: Gallimard.

_____. 1949. *Psicología e pedagogia da criança*. Trad. Ivone C. Benedetti. São Paulo: Martins Fontes, 2006.

_____. 1953. *Éloge de la philosophie et autres essais*. Paris: Gallimard.

_____. 1955. *Les aventures de la dialectique*. Paris: Gallimard.

_____. 1959. *La nature*. Resume du course au Collège de France. Établi par Domenique Séglard. Seuil, 1989.

_____. 1960. *Signes*. Paris: Gallimard. Trad. utilizada: *Signos*. Trad. Maria Ermantina Galvão Gomes Pereira. São Paulo: Martins Fontes, 1991.

_____. 1962. Candidature au Collège de France. Un inédit de Merleau-Ponty. *Revue de métaphysique et de morale*, n. 67, p. 401-9.

_____. 1964a. *Lo visible y lo invisible*. Trad. Estela Consigli y Bernard Capdevielle. Buenos Aires: Ediciones Nueva visión, 2010.

_____. 1964b. *L'oeil et l'esprit*. Paris: Gallimard. Version en portugués: *O olho e o espírito*. Trad. Paulo Neves e Maria Ermantina Galvão Gomes Pereira. São Paulo: Cosac & Naify. 2004

_____. 1966. *Sens et non-sens*. Paris: Nagel.

_____. 1968. *Résumés de cours*. Collège de France 1952-1960. Paris: Gallimard.

BIOPODER, TOTALITARISMO Y LA CLÍNICA DEL SUFRIMIENTO

_____ 1969. *La Prosa del mundo*. Trad. Francisco Pérez Gutiérrez. Madrid: Taurus Ediciones, 1971.

MILLER, Jacques-Alain. 1994-5. *Silet – Os paradoxos da pulsão, de Freud a Lacan*. Trad. Celso Rennó Lima: texto estabelecido por Angelina Harari e Jésus Santiago. Rio de Janeiro: Jorge Zahar, 2005.

_____. 1998. *Los signos del goce – Los cursos psicoanalíticos de Jacques-Alain Miller*. Buenos Aires: Paidós.

_____. 2001. *De la naturaleza de los semblantes*. Buenos Aires: Paidós.

MILLER, Michel Vincent. 1997. Prefácio à edição brasileira do livro *Gestalt-terapia*. In: PERLS, Frederick; HEFFERLINE, Ralph; GOODMAN, Paul. 1951. *Gestalt Terapia*. Trad. Fernando Rosa Ribeiro. São Paulo: Summus, 1997.

_____. 1999. *La poétique de la Gestalt-thérapie*. Trad. Jean-Marie Robine et Brigitt Lapeyronnie. Bordeaux: L'exprimerie. 2002.

MÜLLER-GRANZOTTO, Marcos José. 2001. *Merleau-Ponty acerca da expressão*. Porto Alegre: EDIPUCRS.

_____. 2002. Privilégio e astúcia da fala segundo Merleau-Ponty. *Revista Portuguesa de Filosofia*. Janeiro-Março, 2002, v. 58, fasc. 1, p.117-37.

_____. 2006. Expressão e reversibilidade: Merleau-Ponty leitor de Leibniz. In: PINTO, Débora Cristina Morato; MARQUES, Rodrigo Vieira. *A fenomenologia da experiência*. Goiânia: UFG, 2006.

_____. 2008a. Comportamento, expressão e subjetividade: Merleau-Ponty e a psicanálise. In: VALVERDE, Monclar. (Org.). *Merleau-Ponty em Salvador*. 1 ed. Salvador: Arcádia, 2008, v. 1, p. 131-52.

_____. 2008b. Merleau-Ponty e Lacan: a respeito do estranho. *Adverbum* (*Campinas. Online*), v. 3, p. 3-17, 2008. Disponível em: <http://www.psicanaliseefilosofia.com.br/adverbum/sumarioadverbum04.html>

_____. 2009. Gênese das funções e dos modos de ajustamento no universo infantil à luz da teoria do self. In: XII Encontro da Abordagem e IX Congresso Nacional de Gestalt Terapia, Vitória, ES. Gestalt Terapia na contemporaneidade, 2009.

_____. 2010a. Clínica de los ajustes psicóticos. Una propuesta a partir de la Terapia Gestáltica. *Revista de Terapia Gestalt de la Associación Española de Terapia Gestalt*. n. 30, enero de 2010, p. 92-7.

_____. 2010b. Outrem em Husserl e em Merleau-Ponty. In: BATTISTI, César Augusto. Às voltas com a questão da subjetividade. Toledo, Unioeste. Ijuí, Unijuí. 2010.

MÜLLER-GRANZOTTO, Rosane Lorena. 2005. *Gênese e construção de uma "filosofia da gestalt" na Gestalt-terapia*. Dissertação. (Mestrado) – Departamento de Filosofia, UFSC, Florianópolis, SC.

_____. 2010. La clínica gestáltica de la aflicción y los ajustes ético-políticos. *Revista de Terapia Gestalt de la Associación Española de Terapia Gestalt*, n. 30, enero de 2010, p. 98-105.

MÜLLER-GRANZOTTO, Marcos José; MÜLLER-GRANZOTTO, Rosane Lorena. 2004. "*Self* e temporalidade", *Revista do X Encontro Goiano da Abordagem gestáltica*, 10, 2004, p. 83-98

_____. 2007. *Fenomenologia e Gestalt-terapia*. São Paulo: Summus, 2007.

_____. 2008. Clínica dos ajustamentos psicóticos: uma proposta a partir da Gestalt-terapia. *IGT NA REDE*, v. 5, p. 8-34

_____. 2009a. *Fenomenologia y Terapia Gestalt*. Santiago de Chile: Cuatro Vientos.

_____. 2009b. Temporalité dans le champ clinique: phénoménologie du self. *Les Cahiers de Gestalt-thérapie*, v. 1, p. 39-82, 2009.

_____. 2012. Clínicas gestálticas – o sentido ético, político e antropológico da teoria do *self*. São Paulo: Summus.

_____. 2013. *Psicosis y creación*. Trad. Waldo Mancilla. São Paulo: Summus.

NERY FILHO, Antônio; PERES, Maria Fernanda Tourinho. 2002. A doença mental no direito penal brasileiro: inimputabilidade, irresponsabilidade, periculosidade e medida de segurança. *História, Ciências, Saúde*, Manguinhos, Rio de Janeiro, v. 9, n. 2, maio/ago. Disponível em: <http://direitoeprocessopenal.blogspot.com/>. Acesso em: 19 de julho de 2011.

[PHG] PERLS, Frederick; HEFFERLINE, Ralph; GOODMAN, Paul. 1951. *Terapia Gestalt*: excitación y crecimiento de la personalidad humana. 3 ed. Trad. Carmen Vázquez Bandín y Maria Cruz García de Enterría. Ferrol: Sociedad de Cultura Valle-Inclán, 2006.

PERLS, Laura. 1991. *Viviendo en los limites*. Trad. Carol Sykes. Valência: Promolibro, 1994.

PERLS, Frederick 1942. *Ego, fome e agressão*. Trad. Georges Boris. São Paulo: Summus, 2002.

_____. 1947. *Planned psychotherapy*, manuscrito não publicado divulgado no site www.gestalt.org.

_____. 1969. *Escarafunchando Fritz dentro e fora da lata de lixo*. Trad. George Schlesinger. São Paulo: Summus, 1979.

_____. 1973. *A abordagem gestáltica e testemunha ocular da terapia*. Trad. José Sanz. Rio de Janeiro: Zahar, 1977.

PESSANHA, José Américo. 1988. Consultoria. In: EPICURO, LUCRÉCIO, CÍCERO, SÊNECA. *Seleção de textos*. VVAA tradutores. São Paulo: Nova Cultural (Coleção 'Os Pensadores').

BIOPODER, TOTALITARISMO Y LA CLÍNICA DEL SUFRIMIENTO

PNUD. Programa das Nações Unidas para o Desenvolvimento. Brasil. *Atlas do Desenvolvimento Humano no Brasil*. 2003. Disponível em: <http://www.pnud.org.br/atlas/>. Acesso em: 22 de junho de 2011.

POLSTER, Erving; POLSTER, Miriam. 1973. *Gestalt Terapia Integrada*. Prefácio Rosane L. Granzotto. São Paulo: Summus, 2001.

PONTALIS, J. B. 1972. A posição do problema do inconsciente em Merleau-Ponty. In: *A psicanálise depois de Freud*. Petrópolis, Vozes.

_____. 1977. Présence, entre singes, absence. In: *Entre le rêve et la douleur*. Paris: Gallimard.

PRADO Jr., Bento. 1985. *Alguns ensaios*. São Paulo: Max Limonad, 1985.

_____. 1977. O neopsicologismo humanista. Disponível em: <http://www.fflch.usp.br/df/site/publicacoes/discurso/pdf/D13_O_neopsicologismo_hhumanist.pdf>.

ROCHLITZ, Rainer. 1989. Esthétique de l'existence. In: _____. *Michel Foucault – Philosophe*. Paris: Seuil. p. 288-300.

RORTY, Richard. 1989. Contingency, irony, and solidarity. Cambridge: Cambridge University Press.

SARTRE, Jean-Paul. 1942. *O ser e o nada*. Trad. Paulo Perdigão. Petrópolis: Vozes. 1997.

_____. 1943. *Entre quatro paredes*. São Paulo: Abril Cultural e Industrial, 1985.

_____. 1948. Qu'est-ce la litératture? Paris: Gallimard. (Version en portugués: *Que é a literatura*? São Paulo: Bom livro, 1989.)

_____. 1966. J-Paul Sartre répond. *L'Arc*. n. 30, 1966.

SCHIO, Sônia Maria. 2006. A atualidade do mal através da perspectiva arentdiana. In: ESCON, Everaldo; NODARI, Paulo C. (org.). *O mistério do mal: urgência da educação para o bem*. Caxias do Sul: EDUCS, 2006.

SCHMITT, Carl. 1931. *O conceito de político*. Petrópolis: Vozes, 1992.

SERRES, Michel. 1977. *La naissance de la physique dans le texte de Lucrèce*. Paris: Minuit.

SIDEKUN, Antônio. 1979. *A intersubjetividade em Martin Buber*. Porto Alegre: EST/UCS. 1979.

SILVA, Marcus Vinícius de Oliveira. (Org). *A clínica psicossocial das psicoses*. Salvador: UFBA, 2007.

_____. 2001. *A instituição sinistra – mortes violentas em hospitais psiquiátricos no Brasil*. Brasília: Publicações do Conselho Federal de Psicologia.

SIMANKE, Richard Theisen. 2005. Nem filósofo, nem antifilósofo: notas sobre o papel das referências filosóficas na construção da psicanálise lacaniana. *Natureza Humana*, v. 7, n. 1, p. 9-58, jan./jun. 2005.

SLOTERDIJK, Peter. 1989. *Crítica de la razón cínica*. Madri: Taurus. v. I e II.

STEIN, Ernildo. 2001. *Compreensão e finitude: estrutura e movimento da interrogação heideggeriana*. Porto Alegre: EDIPUCRS, 2001.

STOEHR, Taylor. 1994. *Aquí, ahora y lo que viene: Paul Goodman y la psicoterapia Gestalt en tiempos de crisis mundial*. Trad. Renato Valenzuela. Santiago: Cuatro Vientos, 1994.]

TAYLOR, Charles. 1989. Foucault, la liberté, la vérité, In: _____. *Michel Foucault – Lectures critiques*. Bruxelles : Éditions Universitaires, p. 85-121.

ZIZEK, Slavoj. 1992. *Eles não sabem o que fazem – O sublime objeto da ideologia*. Rio de Janeiro: Jorge Zahar.

ZUBEN, Newton Aquiles Von. 1977. Introdução. In: BUBER, Martin. *Eu e tu*. Trad. N. A. Von Zuben. 2.ed. São Paulo: Moraes. 1977.

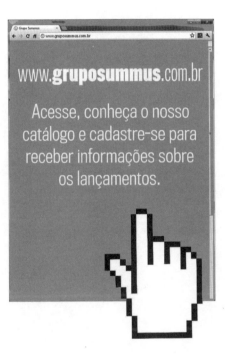

www.gruposummus.com.br

IMPRESSO NA
sumago gráfica editorial ltda
rua itauna, 789 vila maria
02111-031 são paulo sp
tel e fax 11 **2955 5636**
sumago@sumago.com.br

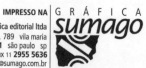